中国抗癌协会乳腺癌专业委员会
CHINA ANTI-CANCER ASSOCIATION
COMMITTEE OF BREAST CANCER SOCIETY
(CACA-CBCS)

中国医学会肿瘤学分会乳腺肿瘤学组
CHINESE MEDICAL ASSOCIATION
CHINESE SOCIETY OF ONCOLOGY-BREAST
ONCOLOGY(CMA-CSO-BO)

中国抗癌协会与中华医学会肿瘤学分会 乳腺癌 诊治指南与规范

（2024年版精要本）

本书编写组 ◎ 编

U0257813

复旦大學 出版社

编写和咨询专家组

· 顾问:

沈镇宙	复旦大学附属肿瘤医院	邵志敏	复旦大学附属肿瘤医院(组长)	吴 炅	复旦大学附属肿瘤医院(组长)
徐兵河	中国医学科学院肿瘤医院	任国胜	重庆医科大学附属第一医院		

· 学术委员会（以汉语拼音字母为序）:

曹旭晨	天津医科大学肿瘤医院	江泽飞	解放军总医院第五医学中心	柳光宇	复旦大学附属肿瘤医院
陈策实	中国科学院昆明动物研究所	金 锋	中国医科大学附属第一医院	马 飞	中国医学科学院肿瘤医院
陈益定	浙江大学医学院附属第二医院	李惠平	北京大学肿瘤医院	庞 达	哈尔滨医科大学附属肿瘤医院
范志民	吉林大学白求恩第一医院	厉红元	重庆医科大学附属第一医院	任国胜	重庆医科大学附属第一医院
付 丽	天津医科大学肿瘤医院	廖 宁	广东省人民医院	邵志敏	复旦大学附属肿瘤医院
甘 露	重庆医科大学附属第一医院	刘 健	福建省肿瘤医院	沈镇宙	复旦大学附属肿瘤医院
耿翠芝	河北医科大学第四医院	刘 强	中山大学孙逸仙纪念医院	盛 湲	海军军医大学附属长海医院
黄 建	浙江大学医学院附属第二医院	刘运江	河北医科大学第四医院	史业辉	天津医科大学肿瘤医院
黄元夕	哈尔滨医科大学附属肿瘤医院	刘真真	河南省肿瘤医院	宋传贵	福建省肿瘤医院

孙　强	北京协和医院	王　翔	中国医学科学院肿瘤医院	杨文涛	复旦大学附属肿瘤医院
唐金海	江苏省人民医院	王晓稼	浙江省肿瘤医院	殷咏梅	江苏省人民医院
佟仲生	天津医科大学肿瘤医院	王永胜	山东省肿瘤医院	余科达	复旦大学附属肿瘤医院
王海波	青岛大学附属医院	吴　炅	复旦大学附属肿瘤医院	袁　芃	中国医学科学院肿瘤医院
王　靖	中国医学科学院肿瘤医院	吴新红	湖北省肿瘤医院	张建国	哈尔滨医科大学附属第二医院
王　殊	北京大学人民医院	解云涛	北京大学肿瘤医院	张　剑	复旦大学附属肿瘤医院
王树森	中山大学肿瘤防治中心	徐兵河	中国医学科学院肿瘤医院	张　瑾	天津医科大学肿瘤医院
王　涛	解放军总医院第五医学中心	杨红健	浙江省肿瘤医院	张清媛	哈尔滨医科大学附属肿瘤医院

·特邀专家（以汉语拼音字母为序）：

步　宏	四川大学华西医院	李　曼	大连医科大学附属第二医院	王碧芸	复旦大学附属肿瘤医院
常　才	复旦大学附属肿瘤医院	刘　红	天津医科大学肿瘤医院	王中华	复旦大学附属肿瘤医院
陈前军	广东省中医院	刘　蜀	贵州医科大学附属医院	叶松青	福建省立医院
陈文艳	南昌市第三医院	马金利	复旦大学附属肿瘤医院	俞晓立	复旦大学附属肿瘤医院
成文武	复旦大学附属肿瘤医院	沈菊平	复旦大学附属肿瘤医院	曾晓华	重庆市肿瘤医院
顾雅佳	复旦大学附属肿瘤医院	王　嘉	大连医科大学附属第二医院	张　强	辽宁省肿瘤医院
胡夕春	复旦大学附属肿瘤医院	王　坤	广东省人民医院		

精要版编撰秘书处

· 成员:

余科达（外科，复旦大学附属肿瘤医院，组长）

徐莹莹（外科，中国医科大学附属第一医院）　　郝春芳（内科，天津医科大学肿瘤医院）

张　剑（内科，复旦大学附属肿瘤医院）　　　　王　涛（内科，解放军总医院第五医学中心）

马　力（外科，河北医科大学第四医院）

· 复旦大学附属肿瘤医院乳腺癌多学科综合治疗团队:

范　蕾（综合治疗部）　　　　　　　　　　　李俊杰（外科）

贺　敏（综合治疗部）　　　　　　　　　　　陈　盛（外科）

黄　亮（外科）　　　　　　　　　　　　　　肖　勤（影像科）

于宝华（病理科）　　　　　　　　　　　　　江一舟（外科）

杨犇龙（外科）　　　　　　　　　　　　　　陈星星（放疗科）

汤立晨（康复部）　　　　　　　　　　　　　刘　引（综合治疗部）

郝　爽（外科）　　　　　　　　　　　　　　马　丁（外科）

瞿飞麟（外科）

序

　　近年来乳腺癌发病率超越肺癌，成为全球女性发病的第一大癌种。中国抗癌协会乳腺癌专委会集众人合力，汇百家经典，从 2006 年起出版并持续更新全国乳腺癌诊疗指南。为进一步提高指南的权威性、前沿性，以及更利于在广大基层推广和应用，2021 年首次推出指南精要版，以更明确的观点、更精炼的文字、更清晰的图表，展现乳腺癌的诊疗概要，提供实用的临床工具。本版指南首重于全面，防治一体、内外兼顾；亦重于精准，分型而治、加减有度；更重于实用，求同存异、博采众长。此后每年更新一次，现与中华医学会肿瘤学分会乳腺肿瘤学组联合推出 2024 版指南精要本。

　　见之不若知之，知之不若行之。希望本精要能够使读者在形成诊疗规范意识的同时，不仅能在学习中温故而知新，亦能在实践中感受循证之美，真正做到知行合一，融会贯通。如有不当之处，还望不吝斧正。

《中国抗癌协会与中华医学会肿瘤学分会乳腺癌诊治指南与规范》编撰秘书处

2023 年 12 月

缩略词

缩略词	全称	中文	缩略词	全称	中文
ABC	advanced breast cancer	进展期乳腺癌	BMI	body mass index	体重指数
ADH	atypical ductal hyperplasia	不典型导管增生	bpCR	breast pathological complete response	乳腺病理完全缓解
ADM	acellular dermal matrix	脱细胞真皮基质	CACA	Chinese Ani-Cancer Assosiation	中国抗癌协会
AI	aromatase inhibitor	芳香化酶抑制剂	CBCS	Committee of Breast Cancer Society	（中国抗癌协会）乳腺癌专业委员会
AJCC	American Joint Committee on Cancer	美国癌症联合会	CDK 4/6	cyclin-dependent kinase 4/6	细胞周期依赖性蛋白激酶 4/6
ALND	axillary lymph node dissection	腋窝淋巴结清扫术	CEP17	centromeric region of chromosome 17	（人）17 号染色体着丝粒
ANA	anastrozole	阿那曲唑	CI	confidence interval	置信区间
AUC	area under curve	曲线下面积	COVID-19	corona virus disease 2019	新型冠状病毒肺炎
BCFI	breast cancer-free interval	乳腺癌无病间期	CPS	combined positive score	综合阳性评分
BCS	breast conserving surgery	保乳手术	CPS-EG	clinical pathological staging-estrogen receptor grading	临床病理学分期 - 雌激素受体和分级
BI-RADS	breast imaging reporting and data system	乳腺影像报告和数据系统	CR	complete response	完全缓解
BMD	bone mass density	骨密度	CT	computed tomography	计算机体层成像

缩略词

缩略词	全称	中文	缩略词	全称	中文
DCIS	ductal carcinoma *in situ*	导管原位癌	FSH	follicle-stimulating hormone	卵泡刺激素
DFI	disease-free interval	无病间期	FU	follow up	随访
DFS	disease-free survival	无病生存期	FUL	fulvestrant	氟维司群
DIBH	deep inspiration breath-hold	深吸气屏气	GnRHa	gona-dotrophin-releasing hormone analogue	促性腺激素释放激素类似物
DIEP	deep inferior epigastric perforator	腹壁下动脉穿支	HER2	human epidermal growth factor receptor 2	人表皮生长因子受体 2
DMFS	distant metastasis-free survival	无远处转移生存期	HR	hazard ratio	风险比
ECT	emission computed tomography	发射计算机体层成像	IBTR/IBR	ipsilateral breast tumor recurrence/ipsilateral breast recurrence	（乳腺癌）同侧乳房内复发
EFS	event-free survival	无事件生存期	iDFS	invasive disease-free survival	无浸润性肿瘤复发生存期
ER	estrogen receptor	雌激素受体	IHC	immunohistochemistry	免疫组织化学
ET	endocrine therapy	内分泌治疗	ITC	isolated tumor cell	孤立肿瘤细胞
EVE	everolimus	依维莫司	LCIS	lobular carcinoma *in situ*	小叶原位癌
EXE	exemestane	依西美坦	LABC	locally advanced breast cancer	局部进展期乳腺癌
FISH/ISH	(fluorescence) *in situ* hybridization	（荧光）原位杂交法	LET	letrozole	来曲唑

缩略词

缩略词	全称	中文	缩略词	全称	中文
LHRH-a	luteinizing hormone releasing hormone analogues	促黄体生成激素释放激素类似物	ORR	objective response rate	客观缓解率
LR	local recurrence	局部复发	OS	overall survival	总生存期
LRR	local-regional recurrence	局部区域复发	pCR	pathological complete response	病理完全缓解
LVEF	left ventricular ejection fraction	左心室射血分数	PD	progressed disease	疾病进展
LVI	lymphovascular invasion	淋巴血管侵犯	PD-1	programmed cell death protein 1	程序性细胞死亡蛋白 1
LN	lymph node	淋巴结	PD-L1	programmed death ligand 1	程序性死亡因子配体 1
MBC	metastatic breast cancer	转移性乳腺癌	PFS	progression-free survival	无进展生存期
MRI	magnetic resonance imaging	磁共振成像	PgR	progesterone receptor	孕激素受体
NSAI	nonsteroidal aromatase inhibitor	非甾体类芳香化酶抑制剂	PMRT	postmastectomy radiotherapy	乳腺癌全乳切除术后放疗
NSM	nipple-sparing mastectomy	保留乳头乳晕的乳房切除术	PR	partial response	部分缓解
OFS	ovarian function suppression	卵巢功能抑制	RCB	residual cancer burden	残余肿瘤负荷
OPS	oncoplastic surgery	肿瘤整形手术	RNI	regional nodal irradiation	区域淋巴引流区放疗

缩略词

缩略词	全称	中文	缩略词	全称	中文
RR	rate ratio	率比	SSM	skin-sparing mastectomy	保留皮肤的乳腺切除术
RS	recurrence score	（21基因）复发评分	STEPP	subpopulation treatment effect pattern plot	亚组人群治疗效果模式图
RT	radiotherapy	放疗	TAM	tamoxifen	他莫昔芬
SD	stable disease	疾病稳定	TKI	tyrosine kinase inhibitor	酪氨酸激酶抑制剂
SERD	selective estrogen receptor degrader	选择性雌激素受体下调剂	TNBC	triple-negative breast cancer	三阴性乳腺癌
SERM	selective estrogen receptor modulator	选择性雌激素受体调节剂	tpCR	total pathologic complete response	总体病理完全缓解
SG	sacituzumab govitecan	戈沙妥珠单抗	TRAM	transverse rectus abdominis myocutaneous	横行腹直肌肌皮瓣
SLN	sentinel lymph node	前哨淋巴结	UDH	usual ductal hyperplasia	普通型导管增生
SLNB	sentinel lymph node biopsy	前哨淋巴结活检	VNPI	van Nuys prognostic index	van Nuys 预后指数
SRE	skeletal-related event	骨相关事件	WBI	whole breast irradiation	全乳放疗

2024 年指南精要版修订汇总（Ⅰ）

P2: 乳腺癌的群体筛查

· 一般人群：新增标注 "a 乳腺 X 线断层摄影能够显著提升筛查效能，具备检查条件时推荐使用" 及标注 "b 人群筛查时，MRI 的成本效益较低，仅在必要时才选择"。

· 罹患乳腺癌高危人群：MRI "必要时应用" 改为 "推荐"

P4: *BRCA1/2* 基因胚系突变检测的目标人群

· 针对 BRCA 突变的治疗参考：TNBC 新增 "新辅助后 non-pCR"，激素受体阳性 HER2 阴性新增 "新辅助后 CPS+EG≥3"。

P17: 病理组织学分型

· 增加备注："精准的组织学分型对乳腺癌预后判断、治疗决策有指导作用。低度恶性三阴性乳腺癌（如分泌性癌、低级别腺鳞癌、纤维瘤病样梭形细胞癌、经典型腺样囊性癌等）生物学行为相对惰性。对该类乳腺癌，除非有病理证实的淋巴结转移，否则无需给予全身治疗"。

P20: 浸润性乳腺癌组织学类型与分子分型的相关性

· 本页 2.4 为新增内容。

P22: 三阴性浸润性乳腺癌亚型

· 中国复旦四分型：新增标注 "a 可使用免疫组织化学方法，依次按 AR、CD8、FOXC1 和 DCLK1 阳性判定 LAR、IM、BLIS 和 MES。其中，AR、FOXC1 和 DCLK1 阳性标准为染色阳性肿瘤细胞占全部肿瘤细胞≥10%，CD8 阳性标准为染色阳性非肿瘤细胞占全部细胞≥10%"。

· LAR 亚型可能治疗策略抗 HER2 新增标注 "b 针对 HER2 激活突变病例"。

P23: 激素受体免疫组化检测

· 补充说明："复发或转移性乳腺癌，有条件应再次进行 ER、PgR 检测"。

· 补充说明："ER 低表达浸润性乳腺癌在临床行为和生物学特征方面均存在异质性，其生物学行为与 ER 阴性乳腺癌更为相似"。

P24: HER2 蛋白的免疫组化检测

· "原位癌 HER2 的检测价值未知" 修改为 "原位癌 HER2 的治疗价值未知"。

· 补充说明："当 HER2 免疫组化 3+ 浸润癌区域＞10% 但存在异质性时，需报告 3+ 浸润癌所占比例"。

· 补充说明："复发或转移性乳腺癌，有条件应再次进行

2024 年指南精要版修订汇总（Ⅱ）

HER2 检测"。

P26：HER2 低表达判断流程

· 标注 a 补充："不可手术的局部晚期和复发转移性 HER2 低表达浸润性乳腺癌患者可能从新型抗体耦联药物治疗中获益"。

P29：PD-L1 免疫组化检测

· 删除使用 SP142 抗体检测的相关内容及参考文献。

P32：乳腺导管原位癌的定义

· 标注 a：补充"以及 ER、PR 和 HER2 表达情况。目前尚不推荐对 HER2 阳性的 DCIS 患者进行抗 HER2 靶向治疗"。

P53：需谨慎保乳的风险因素

· 标注"a 多中心病灶指在 2 个或 2 个以上象限存在 1 个及以上病灶"。
· 标注"b 对'近切缘'的具体标准目前仍然缺乏共识"。

P54：保乳切缘的标准

· 增加 2022 *BMJ* meta 分析内容、表格及参考文献。

P68：新辅助治疗后前哨淋巴结活检结果的处理

· SLNB：ITC：原推荐的"ALND"调整为可选级别，

新一轮专家投票倾向"行腋窝放疗"。

P74：乳房重建术后辅助放疗原则

· 放疗指征：补充"重建术前新辅助放疗，不增加游离腹部皮瓣切口愈合不良的风险"。

P76：浸润性癌术后辅助放疗原则

· 药物同期：补充完善为"内分泌与抗 HER2 靶向治疗可与放疗同期进行，CDK4/6 抑制剂、卡培他滨、PARP 抑制剂与免疫治疗等是否可与放疗同期尚无定论，考虑到同期可能增加不良反应，建议在放疗后序贯使用"。

P84：新辅助治疗的目的和对象

· 标注"c 部分化疗耐受性差的低肿瘤负荷 HER2 阳性患者也可通过仅行抗 HER2 新辅助靶向治疗明确治疗敏感性，以豁免化疗"。

P86：可手术患者新辅助疗效评估与手术时机

· TNBC（初治化疗联合免疫调节治疗）：单列一行进行说明，2 周期后评估疾病稳定，考虑"按既定方案"；4 周期后评估疾病稳定，考虑"按既定方案"，可选"更改新辅方案"或"手术，术后更改辅助方案"。

2024 年指南精要版修订汇总（Ⅲ）

P88：新辅助治疗的术后病理评估

· 标注 a 补充说明："但是 MP 系统不适合淋巴结的分级评估，建议同时增加对淋巴结的病理评估"。

P90：新辅助治疗的方案

· TNBC：新增推荐方案"Pembro+wPCb-EC"，并增加标注"f 目前国内适应证仅批准帕博利珠单抗用于肿瘤表达 PD-L1 综合阳性评分（CPS）≥ 20 的患者"。

· 必选人群：HER2 阳性，可选方案新增 HP 和 ECHP-THP，并增加标注"g 曲妥珠和帕妥珠曲妥珠单抗（皮下注射）可替代对应的单靶或双靶静脉注射；皮下制剂有着不同剂量和药物管理方法"与"h 虽然曲妥珠单抗与蒽环联用可能会增加心脏毒性，但 TRYPHAENA、TRAIN-2 等研究证实了联用的可行性"。

· 表格中 gBRCA 突变患者不再单独列出，改为在标注中补充说明。

P97：新辅助治疗的术后辅助治疗

· TNBC 和激素受体阳性 HER2 阴性：非 pCR 人群，原可选方案"gBRCA 突变者 PARPi（如奥拉帕利）"升级为考虑方案。

· TNBC：推荐方案新增"若新辅助使用抗 PD-1（如 Pembro），继续使用满 1 年"。

· HER2 阳性：非 pCR（MP1-3 或 ypN+），可选方案，新增"T-DM1+ 序贯 TKI"。

P120 与 P121：激素受体阳性乳腺癌辅助内分泌治疗策略

· 高危：初始治疗，推荐方案新增标注"f 标准辅助内分泌治疗基础上增加 CDK4/6 抑制剂瑞波西利强化 3 年能显著降低复发风险，目前已报道初步数据，但尚未获批相应适应证"。

P131：HER2 阳性乳腺癌辅助治疗策略

· 标注："g 曲妥珠和帕妥珠曲妥珠单抗（皮下注射）可替代对应的单靶或双靶静脉注射；皮下制剂有着不同剂量和药物管理方法"。

P146：进展期乳腺癌的定义和基本诊疗原则

· 新增第 6 条"考虑 HER2 表达状态在乳腺癌病程中存在动态变化，对原先 HER2 零表达患者，建议再次活检以重新评估 HER2 表达水平"。

2024 年指南精要版修订汇总（Ⅳ）

P147：激素受体阳性 HER2 阴性 MBC 的治疗原则

· 各亚型的治疗原则均移动到治疗策略和治疗方案之前。

· 第 1 条："对于激素受体阳性 HER2 阴性晚期乳腺癌，即便存在内脏转移，内分泌治疗依然是优选治疗方案，除非是考虑有内脏危象"修改为"激素受体阳性（HR+）指 ER 和 / 或 PgR 阳性且 ≥ 10% 的肿瘤细胞核着色。激素受体阳性 HER2 阴性晚期乳腺癌，即使存在内脏转移，伴或不伴有内脏危象，内分泌联合靶向或内分泌为基础的治疗仍然是优选的治疗方案。对于激素受体 1%~10% 核着色者，如临床病程发展缓慢，也可以试用内分泌为基础的治疗"。

· 第 2 条：在原第 3 条基础上修改补充为"内分泌治疗获益的患者，应尽可能持续治疗至病情进展，但需要注意评估疗效和耐受性。内分泌为基础的治疗有多种选择，可以依次进行，尽量延长患者至化疗的时间"。

· 删除原第 6 条、第 7 条。

P148：激素受体阳性 HER2 阴性 MBC 的人群区分

· 参照 ABC5 和 ABC6 的定义进行整体修改。

P149：激素受体阳性 HER2 阴性 MBC 的治疗策略（按 ABC5 定义）

· "敏感性复发"修改为"非内分泌耐药"。

P150：激素受体阳性 HER2 阴性 MBC 的治疗方案

· 二线及后线方案：既往使用过 CDK4/6i，推荐方案增加"德曲妥珠单抗（HER2 低表达）（至少一次化疗以上）"；考虑方案增加"戈沙妥珠单抗（至少一次化疗以上）"。

· 二线及后线方案：既往使用过 CDK4/6i，可选方案增加"艾拉司群"和"AKTi+ 更换 ET"。

· 标注"a 本表 AI 和 FUL 均在绝经后状态下使用，绝经前患者经药物或手术去势后可视为绝经后状态。TAM 在绝经前后患者中均可使用，但联合 CDK4/6i 时如处在绝经前，建议联合药物去势"。

· 标注"b 表中 CDK4/6i 包括哌柏西利、阿贝西利、瑞波西利和达尔西利，建议按照国家药品监督管理局审批的适应证使用。目前缺乏这几种 CDK4/6i 头对头比较的数据，当前随访时间最长，长期安全性数据最成熟的是哌柏西利"。

· 标注"c 辅助内分泌治疗结束后 ≥ 12 个月复发的，理论

2024 年指南精要版修订汇总（Ⅴ）

上后续依然可使用辅助内分泌药物；但实际临床操作中尽量选择未使用过的药物。对于存在内脏危象或亟需快速控制症状的患者，如预计内分泌治疗效果不佳，一线也可直接选择联合化疗"。

· 标注"e 对于辅助使用过 CDK4/6i 强化的患者，复发后再次使用目前尚缺乏证据；原则上优先考虑内分泌治疗，二线及以上失败后方考虑 ADC 药物和化疗"。

P158：HER2 阳性 MBC 的治疗原则

· 第 2 条改为"国内外批准 HER2 阳性晚期乳腺癌适应证的抗 HER2 药物按作用机制分为三大类：大分子单克隆抗体，小分子 TKI，ADC 药物。持续的抗 HER2 治疗是 HER2 阳性晚期乳腺癌重要的治疗原则"。

· 第 6 条：脑转移增加"德曲妥珠单抗"。

P159：HER2 阳性 MBC 的人群区分和治疗策略

· 删除原"HER2 阳性 MBC 的人群区分"，合并到本页。

· 所有"曲妥珠"改为"曲 / 帕妥珠"，以适应当下实际临床情境。

P160：HER2 阳性 MBC 的治疗方案

· 一线：按照 PHILA 随机 Ⅲ 期，新增"H+Pyro+T"方案为推荐。

· 二线：治疗推荐次序调整，推荐"德曲妥珠单抗（无论是否有脑转移）"，考虑"T-DM1"和"Pyro+X"，可选"H+P+ 化疗"和"脑转移：H+TKI（如 Pyro）+ 化疗"。

P163：HER2 阳性进展期乳腺癌一线治疗关键性临床试验

· 新增 ET+H *vs* Chemo+H 方案（SYSUCC-002 研究）。

P168：三阴性 MBC 的治疗原则

· 第 3 点：可选含铂方案增加 AP 等方案。

· 第 7 点：新增"新型 ADC 药物如 SG、T-DXd（需针对 HER2 低表达）已获批用于治疗 2 线及以上的 TNBC 人群"。

P169：三阴性 MBC 人群区分和治疗策略

· 按不同人群分类重新罗列布局，注意内容做了较大篇幅修改。请参考具体内容。

P184：乳腺癌患者骨折风险评估

· 替换原"伴随疾病管理 - 骨折风险评估"。

2024 年指南精要版修订汇总（Ⅵ）

P185：辅助骨改良药物治疗

· 本页为新增内容，请参考具体内容。

P189：乳腺癌患者生育时机及注意事项

· 可考虑生育的情况：按照 POSITIVE 前瞻性队列结果，增加"需要辅助内分泌治疗的患者，在受孕前 3 个月停止内分泌治疗，直至生育后哺乳结束，再继续完成既定内分泌治疗"。

P199：附录Ⅲ iRECIST 标准

· 新增针对免疫治疗的 iRECIST 标准与 RECIST 标准的差异。

P200-208：附录Ⅳ - Ⅷ

· 请留意增加了新药物的使用方法。

推荐等级标准

综合推荐等级 [a]	循证级别 [b]	专家认可度 [c]
推荐 (recommend)	· 前瞻性临床试验的荟萃分析 · 高质量前瞻性临床试验及其预设亚组 · 高质量前瞻性队列研究 [d]	· 专家认可度 ≥ 60%
考虑 (consider)	· 有限的前瞻性临床试验及其非预设亚组 · 高质量的病例对照研究或回顾性数据	· 上一级循证级别的专家认可度 < 60% · 或本循证级别的专家认可度 ≥ 60%
可选 (alternative)	· 一般性回顾性数据、个案报道、专家观点	· 上一级循证级别的专家认可度 < 60% · 或本循证级别的专家认可度 ≥ 60%

[a] 参考英国牛津循证医学中心证据水平标准 & 推荐等级标准，并结合专家认可度进行调整。
[b] 本指南精要版主要讲究学术专业性，循证证据水平是最高参考依据。可及性是一个动态变量（根据地区发展不平衡、个体经济差异化、药物进入医保与否等而变化），故可及性是推荐等级的考虑因素之一而非决定因素。
[c] 并非所有条款都经专家投票确认。未经投票的以循证证据级别为准；经过投票但专家认可度不足 60% 的，则自动降为下一推荐级别。
[d] 鉴于有时无法取得前瞻性临床试验数据，或随机性设计有伦理问题（如对化疗延迟的研究），此时队列研究结果将作为某些医学问题的最高证据级别。

目录

目录

目录

1 乳腺癌风险评估与诊断

1.1 乳腺癌的群体筛查

一般人群

年龄	筛查频率	筛查项目		
		推荐	考虑	可选
20~39 岁	不常规推荐定期筛查	不适用	—	—
40~70 岁	机会性筛查 / 人群普查，每 1~2 年 1 次	·乳腺 X 线 [a] 联合 B 超 ·乳腺 X 线 [a]（非致密型乳腺）	—	MRI[b]
>70 岁	机会性筛查每 1~2 年 1 次	乳腺 X 线	超声	MRI

罹患乳腺癌高危人群

年龄	筛查频率	筛查项目
早于 40 岁	每 6~12 个月进行筛查	·乳腺 X 线检查（每年 1 次） ·B 超（每 6~12 个月） ·MRI（推荐） ·乳腺体检（每 6~12 个月）

[a] 乳腺 X 线断层摄影能够显著提升筛查效能，具备检查条件时推荐使用。
[b] 人群筛查时，MRI 的成本效益较低，仅在必要时才选择。

1.2 罹患乳腺癌高危人群

具有如下任一条件	备　注
有明显的乳腺癌遗传倾向者 （满足备注任一条件）	一级亲属有乳腺癌或卵巢癌史
	二级亲属 50 岁前患乳腺癌 2 人及以上
	二级亲属 50 岁前患卵巢癌 2 人及以上
	至少 1 位一级亲属携带已知 *BRCA1/2* 基因致病性突变；或自身携带 *BRCA1/2* 基因致病性突变
既往诊断为乳腺不典型增生或小叶原位癌	
既往 30 岁前接受过胸部放疗	
根据 Gail 模型计算未来 5 年罹患乳腺癌风险 ≥ 1.67%[a]	

[a] Gail 模型主要针对西方人群开发，可作为罹患乳腺癌风险评估参考。Gail 模型纳入了包括年龄、种族、初潮年龄、初产年龄、个人乳腺疾病史、乳腺癌家族史和乳腺活检次数等在内的多个风险因子。若受试者 5 年内发病风险 ≥ 1.67%，则认为是高风险。2011 年，Gail 模型进行了亚太人群校正（MAISUNO R K, COSTANTINO J P, ZIEGLER R G, et al. Projecting individualized absolute invasive breast cancer risk in Asian and Pacific Islander American women [J] . J Natl Cancer Inst，2011，103:951-961.），本指南利用该更新模型估算风险值。

改良的 Gail 模型

1.3 *BRCA1/2* 基因胚系突变检测的目标人群

检测目的		满意以下任一条件
遗传咨询与风险评估[b]	已知基因结果	家族中有已知的胚系 *BRCA*（*gBRCA*）基因有害突变[a]
	患者年龄与伴随肿瘤	确诊年龄 ≤ 45 岁
		确诊年龄 46~50 岁 第二原发乳腺癌 / 直系亲属确诊乳腺癌 / 直系亲属确诊高级别前列腺癌
		患三阴性乳腺癌，确诊年龄 ≤ 60 岁[b]
	肿瘤家族史	≥ 1 位直系亲属中 乳腺癌确诊年龄 ≤ 50 岁 / 卵巢癌 / 男性乳腺癌 / 转移性前列腺癌 / 胰腺癌
		≥ 2 位旁系亲属中 确诊乳腺癌 / 卵巢癌 / 男性乳腺癌 / 胰腺癌 / 转移性或高级别前列腺癌
针对 *BRCA* 突变的治疗参考	肿瘤病理特征[c]	· TNBC: $\geq pT_2$; $\geq pN_1$; 或新辅助后 non-pCR · 激素受体阳性 HER2 阴性: $\geq pN_2$ 或新辅助后 CPS+EG ≥ 3

[a] 此处胚系 *BRCA* 基因有害突变指致病性或可能致病性突变。除了 *BRCA1/2* 基因以外，*PALB2*、*BRIP1*、*ATM*、*TP53* 等基因也与遗传性乳腺癌相关，而 *BRCA1/2* 是目前突变率最高、研究最成熟的。肿瘤组织中 *BRCA1/2* 突变的临床价值未明。
[b] 随着二代测序普及与检测费用降低，基因检测的成本效益将会大大提高，年龄将逐渐成为非限制因素。尤其对三阴性亚型，年龄可能是 *BRCA* 检测的非限制性因素。
[c] 针对 *BRCA* 突变治疗时，肿瘤特性参考 OlympiA 辅助 III 期临床试验的入组标准。

1.4 高风险人群的化学预防 [a]

月经状态	推 荐	考 虑	可 选
未绝经 [b]	TAM 20 mg/d*5 年 [1, 2]	TAM 5 mg/d*3 年 [3, 4]	—
绝经后	阿那曲唑 1 mg/d*5 年 [5, 6] 依西美坦 25 mg/d*5 年 [7] TAM 20 mg/d*5 年	TAM 5 mg/d*3 年	雷洛昔芬 60 mg/d*5 年

[a] 主要针对 35 岁以上，预期寿命 10 年以上的罹患乳腺癌高危人群，如既往 LCIS、DCIS（主要为全切后）、ADH；*BRCA2* 致病突变或 Gail 模型评分 ≥ 1.67%。对 *BRCA1* 突变女性（多进展为 ER 阴性或三阴性乳腺癌）的化学预防价值尚不明确。Gail 模型主要基于国外临床试验和流行病学数据开发，虽然对亚太人群进行了校正，但对中国人群的适用性尚待证实，可利用校正的 Gail 模型估算风险值。
[b] 绝经定义参见附录。

（1）NSABP P-01 随机 III 期（入组时间 1992—1997 年，n=13 388）[1, 2]

研究设计：优效性

· 目的：研究在高风险女性中，他莫昔芬（tamoxifen, TAM）的化学预防价值

· 入组对象：

满足以下任意一条

- ＞60 岁
- 35~59 岁且 Gail 评分 ≥ 1.66%
- 既往小叶原位癌（lobular carcinoma in suit, LCIS）或不典型增生（atypical ductal hyperplasia, ADH）

· 分组与方法：

- 试验组：TAM 20 mg/d*5 年（n=6 681）
- 对照组：安慰剂 *5 年（n=6 707）

首要终点：浸润性癌发生率（中位随访 7 年）

· RR=0.57 (95% CI 0.46~0.70)，P<0.000 1

每 1 000 名受试者患浸润性或非浸润性乳腺癌的累积发病率

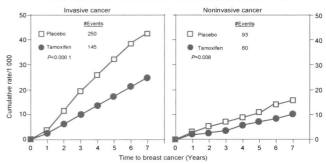

（2）TAM01 随机 Ⅲ 期（入组时间 2008—2015 年，*n*=500）[3, 4]

研究设计：优效性

· 目的：研究在高风险女性中，低剂量短疗程 TAM 的
化学预防价值

· 入组对象：

　- 小于 75 岁

　- 乳腺 DCIS、LCIS 或者 ADH 手术 ± 放疗

· 分组与方法：

　- 试验组：TAM 5 mg/d*3 年（*n*=253）

　- 对照组：安慰剂 *3 年（*n*=247）

首要终点：浸润性乳腺癌或 DCIS 的发生率（中位随访
9.7 年）

· *HR*=0.58（95% *CI* 0.35~0.95），*P*=0.028

· 降低对侧乳腺癌发生 *HR*=0.36，*P*=0.025

总体人群乳腺浸润性癌及导管原位癌的累积发病率

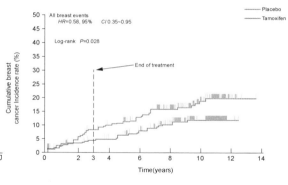

（3）IBIS-II 随机 III 期（入组时间 2003—2012 年，n=3864）[5, 6]

研究设计： 优效性

· 目的：研究在高风险女性中，阿那曲唑的化学预防价值

· 入组对象：

  – 40~44 岁，乳腺癌风险 4.0 倍及以上
  – 45~59 岁，乳腺癌风险 2.0 倍及以上
  – 60~70 岁，乳腺癌风险 1.5 倍及以上

· 分组与方法：

  – 试验组：阿那曲唑 1 mg/d*5 年（n=1 920）
  – 对照组：安慰剂 5 年（n=1 944）

首要终点： 所有乳腺癌发生率（中位随访 131 月）

· HR=0.51（95% CI 0.39~0.66），P<0.000 1

总体人群乳腺浸润性癌及导管原位癌的累积发病率

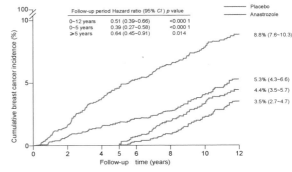

（4）MAP.3 随机Ⅲ期（入组时间 2004—2010 年，*n*=4 560）[7]

研究设计：优效性

· 目的：研究在高风险绝经后女性中，依西美坦的化学
  预防价值

· 入组对象：

  - 绝经后且满足如下任一条：

  - ＞60 岁；Gail 评分 ≥ 1.67%； 既 往 诊 断
    LCIS 或 ADH；DCIS 全切后

· 分组与方法：

  - 试验组：依西美坦 25 mg/d*5 年（*n*=2 285）
  - 对照组：安慰剂 5 年（*n*=2 275）

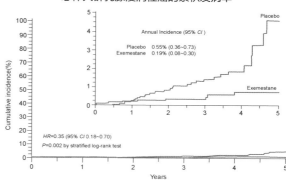

总体人群乳腺浸润性癌的累积发病率

首要终点：浸润性乳腺癌的发生率（中位随访 35 月）

· *HR*=0.35（95% *CI* 0.18~0.70），*P*=0.002

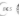

1.5 乳腺常用影像学方法的比较

对不同病灶的诊断能力 [a]

影像学方法	肿 块	钙 化	结构扭曲
乳腺 X 线	★	★★★★	★★
乳腺超声	★★★	★★	★
乳腺 MRI	★★★★	★	★★★★

注：参考文献见本章参考文献 [8]。
[a] 星级越高代表诊断能力越强。

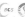

1.5 乳腺常用影像学方法的比较

不同检查目的的应用推荐

检查目的	乳腺 X 线	乳腺超声	乳腺 MRI
筛查（40~69 岁）	推荐	推荐（致密型乳腺）	· 可选（一般情况） · 推荐（针对高危人群）
诊断	推荐	推荐	· 可选（一般情况） · 推荐（乳腺 X 线与超声无法明确时）
新辅助治疗前后评估	· 考虑（非致密型乳腺） · 推荐（含恶性钙化）	考虑（肿块型病灶）	推荐 / 考虑 [a]
保乳手术前评估	· 考虑（非致密型乳腺） · 推荐（含恶性钙化）	考虑	推荐 / 考虑 [a]
保乳手术后复查	· 可选（非致密型乳腺） · 推荐（含恶性钙化）	考虑	推荐 / 考虑 [a]

注：参考文献见本章参考文献 [8]。
[a] 各家医院条件不同，对缺乏 MRI 检查条件的单位，不做硬性推荐要求；若条件允许，对保乳评估和新辅助评估，倾向推荐乳腺增强 MRI。

1.6 BI-RADS 评估分类

BI-RADS[a]	恶性概率	临床意义	对应处理
0	不适用	评估未完成（需要结合其他影像学检查）	召回
1	0	阴性	常规随访
2	0	良性	常规随访
3	0~2%	良性可能性较大	3~6 个月随访 + 后续随访
4	2%~95%[b]	可疑	组织学检查
4A	2%~10%	恶性可能性（低）	组织学检查
4B	10%~50%	恶性可能性（中等）	组织学检查
4C	50%~95%	恶性可能性（高）	组织学检查
5	>95%	恶性可能性（极高）	组织学检查
6	不适用	经组织学证实为恶性	其他

注：参考文献见本章参考文献 [9]。
[a] BI-RADS 4A/4B/4C 仅适用于乳腺 X 线与乳腺超声，乳腺 MRI 尚未对 BI-RADS 4 类进行细分。
[b] "2%~95%" 代表 > 2%，≤ 95%，其他数字区间的表示意义类似。

1.6.1 BI-RADS 评估分类图例

乳腺 X 线

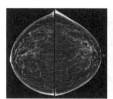

双乳 X 线无任何异常征象，BI-RADS: 1

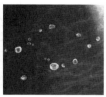

圆形钙化（典型良性），BI-RADS: 2

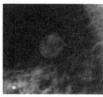

等密度卵圆形肿块，良性可能，BI-RADS: 3

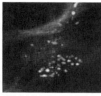

群样分布的粗糙不均质钙化（可疑钙化），BI-RADS: 4B

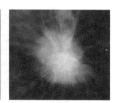

高密度毛刺肿块伴不定形钙化（高度可疑恶性），BI-RADS: 5

乳腺超声

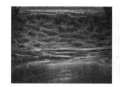

乳腺超声无任何异常征象，BI-RADS: 1

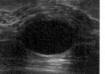

边缘光整的卵圆形无回声肿块，后方回声增强，BI-RADS: 2

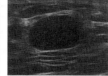

边缘光整的卵圆形低回声肿块，BI-RADS: 3

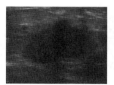

边缘分叶，成角的不规则低回声肿块，BI-RADS: 4C

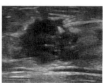

边缘成角的不规则低回声肿块，伴肿块内钙化，BI-RADS: 5

1.6.2 BI-RADS 评估分类图例

乳腺 MRI

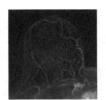

乳腺 MR 无异常征象，BI-RADS: 1

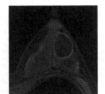

卵圆形囊性环形强化肿块，考虑囊肿伴囊壁炎性反应可能，BI-RADS: 2

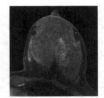

多区域非肿块强化，良性或不对称的背景强化可能，建议月经周期第二周复查，BI-RADS: 3

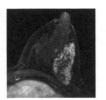

段样非肿块强化，恶性可能，BI-RADS: 4

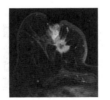

不规则毛刺肿块直接侵犯乳头，考虑恶性，BI-RADS: 5

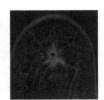

乳腺癌活检术后，已病理证实，BI-RADS: 6

② 乳腺癌分期和病理

2.1 乳腺癌的 TNM 分期

AJCC 第 8 版 [a]

T 分期	临床 / 病理	N 分期	临床	病理	M 分期	临床 / 病理
T_0	无肿瘤	N_0	无区域转移	无区域转移	M_0	无远处转移
T_{is}	原位癌	—	—	—		
T_1	· T_{1mic}: ≤ 1 mm · T_{1a}: >1 且 ≤ 5 mm · T_{1b}: >5 且 ≤ 10 mm · T_{1c}: >10 且 ≤ 20 mm	N_1	同侧腋窝淋巴结转移,可活动	· N_{1mic}: 转移灶 0.2~2 mm · N_1: 1~3 枚腋窝淋巴结转移和 / 或内乳前哨淋巴结镜下转移	M_1	有远处转移
T_2	>20 且 ≤ 50 mm	N_2	同侧淋巴结融合固定或仅内乳淋巴结转移	4~9 枚淋巴结转移,或仅内乳淋巴结转移	—	—
T_3	>50 mm	N_3	· N_{3a}: 同侧锁骨下淋巴结转移 · N_{3b}: 同侧内乳及腋窝淋巴结转移 · N_{3c}: 同侧锁骨上淋巴结转移	· N_{3a}: 腋窝淋巴结转移 ≥ 10 枚,或锁骨下转移 · N_{3b}: 腋窝 ≥ 1 枚淋巴结转移,同时影像学提示内乳淋巴结转移; 或腋窝 4~9 枚淋巴结转移,同时内乳前哨淋巴结镜下转移 · N_{3c}: 同侧锁骨上淋巴结转移	—	—
T_4	· T_{4a}: 侵犯胸壁 · T_{4b}: 侵犯皮肤 · T_{4c}: T_{4a}+T_{4b} · T_{4d}: 炎性乳癌	—	—		—	—

[a] AJCC 第八版对解剖学内容进行了解释和更新,解剖分期系统及预后分期系统等详见扫码内容。

[b] T 临床分期及病理分期多数情况下是一致的,但 T_{is} 仅适用于病理分期; pN 分期中淋巴结转移灶 ≤ 0.2 mm 为孤立肿瘤细胞(isolated tumor cell, ITC),淋巴结转移灶 0.2~2 mm 为微转移。

[c] M 分期: M_1 定义为临床或影像学能发现的转移灶,或经组织学证实 >2.0 mm 的病灶。CTC, 骨髓等 < 2.0 mm 病灶,定义为 cM_0(i+)。

TNM 分期

2.2 病理组织学分型

1. 乳头状肿瘤	4. 浸润性乳腺癌	（7）黏液性囊腺癌
（1）乳头状导管原位癌	（1）浸润性癌，非特殊类型（浸润性导管癌）	（8）浸润性微乳头状癌
（2）包被性乳头状癌	（2）微浸润性癌	（9）伴大汗腺分化的癌
（3）实性乳头状癌（原位或浸润）	（3）浸润性小叶癌	（10）化生性癌
（4）浸润性乳头状癌	（4）小管癌	5. 少见肿瘤和涎腺型肿瘤（腺样囊性癌，分泌性癌等）
2. 小叶原位癌	（5）筛状癌	6. 神经内分泌肿瘤（神经内分泌瘤，神经内分泌癌）
3. 导管原位癌	（6）黏液癌	

注：1. 乳腺癌组织学分型主要依据第五版世界卫生组织（World Health Organization, WHO）乳腺肿瘤分类。
　　2. 某些组织学类型的准确区分需行免疫组化和 / 或分子病理检测后确定。
　　3. 精准的组织学分型对乳腺癌预后判断、治疗决策有指导作用。低度恶性三阴性乳腺癌（如分泌性癌、低级别腺鳞癌、纤维瘤病样梭形细胞癌、经典型腺样囊性癌等）
　　　 生物学行为相对惰性。对该类乳腺癌，除非有病理证实的淋巴结转移，否则无需给予全身治疗。

2.3 浸润性乳腺癌常见类型介绍

组织学类型	形态	表型	预后
浸润性癌，非特殊类型（IBC-NST）	具有显著异质性，需排除特殊类型浸润性癌后诊断	70%~80%ER 阳性，20%~25%HER2 过表达，15%~20% 三阴性	与乳腺癌总体预后相似，不同分子分型预后不同
浸润性小叶癌（ILC）	分为经典型和变异型（实体型、腺泡型、小管小叶型、多形性）	E-Cadherin 阴性、P120 细胞质阳性；大多属于 Luminal 型	经典型预后好于变异型，多形性和实体型预后较差
小管癌	>90% 区域由分化良好的开放腺管构成，低级别	ER、PgR 弥漫强阳性、HER2 阴性、Ki67 增殖指数低	预后好
筛状癌	>90% 区域具有明显筛状结构，低级别	ER (>95%)、PgR (69%~89%) 阳性、HER2 通常阴性 (94%)	单纯型浸润性筛状癌预后好
黏液癌	>90% 肿瘤细胞巢漂浮于细胞外黏液湖中为特征	ER、PgR 通常阳性	预后好

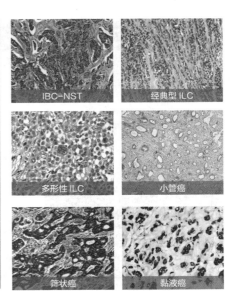

2.3　浸润性乳腺癌常见类型介绍

组织学类型	形态特征	表型特征	预后
伴大汗腺分化的癌	>90% 浸润癌细胞呈现大汗腺细胞形态及免疫表型	AR、GCDFP15 弥漫阳性；ER、PgR 常阴性	对其预后研究结果不一致
浸润性微乳头状癌	癌细胞在类似脉管的组织腔隙中排列呈"桑葚胚样"小簇 / 环状，具有极性反转生长方式	ER、PgR 常阳性	易出现脉管侵犯和淋巴结转移
化生性癌	包含一群组织学形态、分子遗传学特征、生物学行为各异的亚型，如低级别腺鳞癌、纤维瘤病样化生性癌、鳞状细胞癌、梭形细胞癌、伴间叶分化的化生性癌等		
分泌性癌	伴有明显细胞内、外分泌现象的浸润性癌	三阴性，Ki-67 指数较低；常与 ETV6-NTRK3 基因融合相关	预后良好
腺样囊性癌	肿瘤性腺上皮和肌上皮细胞构成的浸润性癌，形态似涎腺腺样囊性癌	通常呈三阴性表型，常伴 MYB-NFIB 基因融合	经典型腺样囊性癌预后良好

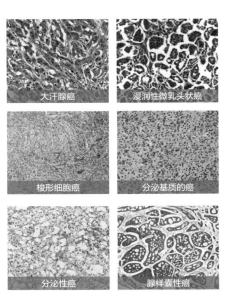

大汗腺癌

浸润性微乳头状癌

梭形细胞癌

分泌基质的癌

分泌性癌

腺样囊性癌

2.4 浸润性乳腺癌组织学类型与分子分型的相关性

以下组织学类型通常为三阴性（或激素受体低表达）	以下组织学类型通常为 ER/PgR 阳性，HER2 阴性
化生性癌	小管癌
分泌性癌	筛状癌
伴有极性翻转的高细胞癌	经典型小叶癌
黏液性囊腺癌	黏液癌
唾腺型癌（腺样囊性癌、黏液表皮样癌等）	组织学分级为 I 级的浸润性癌，非特殊类型
起源于微腺体腺病的癌	实性乳头状癌
恶性腺肌上皮瘤	包被性乳头状癌

2.5 浸润性乳腺癌分子分型

乳腺癌分子分型的标志物检测和判定

分子分型		基于 IHC[a] 的分子分型			
		ER	PgR[b]	HER2	Ki67[c]
Luminal-A 型		阳性	高表达	阴性	低表达
Luminal-B 型	HER2 阴性	阳性	低表达	阴性	高表达
	HER2 阳性	阳性	任何	阳性	任何
HER2 阳性		阴性	阴性	阳性	任何
三阴性		阴性	阴性	阴性	任何

注：某些不满足 Luminal-A 型条件的激素受体阳性肿瘤（如 ER 阴性且 PgR 阳性），可认为是 Luminal-B 型。
[a] ER、PgR 表达及 Ki-67 增殖指数的判定值建议采用报告阳性细胞的百分比。
[b] 可考虑将 20% 作为 PgR 表达高低的判定界值（PRAT A, CHEANG M C, MARTIN M, et al. Prognostic significance of progesterone receptor-positive tumor cells within immunohistochemically defined luminal a breast cancer [J] . J Clin Oncol, 2013，31:203-209.）。
[c] Ki-67 判定值在不同病理实验中心可能不同，可采用 20%~30% 或各检测实验室的中位值作为判断 Ki-67 高低的界值。

2.6 三阴性浸润性乳腺癌亚型

美国 Lehmann 四分型

分子分型	基底样 1 型（BL1）	基底样 2 型（BL2）	腔面雄激素受体型（LAR）	间质型（M）
分子特征	高表达细胞周期和 DNA 损伤反应基因	生长因子通路和 PI3K 通路活性增加	AR 信号通路激活；富集 *PIK3CA* 突变	EMT 特征；生长因子通路激活
可能治疗策略	铂类，PARPi	生长因子抑制剂，mTORi	抗雄，PI3Ki	mTORi，生长因子抑制剂

中国复旦四分型 [a]

分子分型	基底样免疫抑制型（BLIS）	免疫调节型（IM）	腔面雄激素受体型（LAR）	间质型（MES）
分子特征	*BRCA1/2* 胚系突变；基因组不稳定	*TP53* 突变；富集免疫细胞；高表达免疫检查点分子	富集 HER2 突变及 *PIK3CA* 突变；*CDKN2A/B* 缺失	EMT 和干细胞特性
可能治疗策略	铂类，PARPi	免疫检查点抑制剂	抗雄，抗 HER2[b]，CDK4/6i	抗血管生成，抗肿瘤干细胞

注：参考文献见本章参考文献 [1~3]。
[a] 可使用免疫组织化学方法，依次按 AR、CD8、FOXC1 和 DCLK1 阳性判定 LAR、IM、BLIS 和 MES。其中，AR、FOXC1 和 DCLK1 阳性标准为染色阳性肿瘤细胞占全部肿瘤细胞≥ 10%，CD8 阳性标准为染色阳性非肿瘤细胞占全部细胞≥ 10%。
[b] 针对 HER2 激活突变病例。

2.7 激素受体免疫组化检测

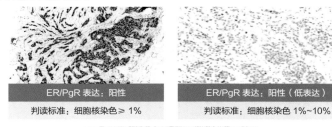

ER/PgR 表达：阳性
判读标准：细胞核染色 ≥ 1%

ER/PgR 表达：阳性（低表达）
判读标准：细胞核染色 1%~10%

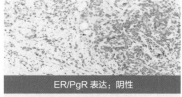

ER/PgR 表达：阴性
判读标准：细胞核染色 <1%

注：1. 应对所有乳腺浸润性癌进行 ER、PgR 免疫组化染色；对复发或转移性乳腺癌，有条件应再次进行 ER、PgR 检测。
　　2. ER/PgR 的规范化病理报告需要报告阳性百分比和阳性强度。
　　3. ER/PgR 阳性定义：≥ 1% 的肿瘤细胞呈阳性染色；虽然 ≥ 1% 即可判定为阳性，但 1%~10% 时为 ER/PgR-Low（低表达），可能存在内分泌疗效的不肯定。ER 低表达浸润性乳腺癌在临床和生物学特征方面存在异质性，其生物学行为与 ER 阴性乳腺癌更为相似。
　　4. 参考文献见本章参考文献 [4]。

2.8 HER2 蛋白的免疫组化检测

HER2 免疫组织化学检测判读标准

判读标准	IHC 结果
>10% 的浸润癌细胞呈现强、完整、均匀的细胞膜染色	3+（阳性）
>10% 的浸润癌细胞呈现弱 – 中等强度的，完整细胞膜染色， 或 ≤ 10% 的浸润癌细胞呈现强而完整的细胞膜染色	2+（不确定） 需进一步原位杂交检测或更换标本检测
>10% 的浸润癌细胞呈现不完整的、微弱的细胞膜染色	1+（阴性）
无染色或 ≤ 10% 的浸润癌细胞呈现不完整的、微弱的细胞膜染色	0（阴性）

注：1. 应对所有乳腺浸润性癌进行 HER2 免疫组化染色；原位癌 HER2 的治疗价值未知。
2. 免疫组化染色结果以 0、1+、2+、3+ 报告；当 HER2 免疫组化 3+ 浸润癌区域 >10% 但存在异质性时，需报告 3+ 浸润癌所占比例。
3. 复发或转移性乳腺癌，有条件应再次进行 HER2 检测。
4. 参考文献见本章参考文献［5，6］。

2.9 *HER2* 基因的原位杂交检测

HER2 双探针原位杂交检测判读标准

HER2/CEP17 比值	平均 *HER2* 基因拷贝数 / 细胞	FISH 状态判读
<2.0	<4.0	阴性
	≥ 4.0 且 <6.0	建议重新计数至少 20 个细胞 · 若结果改变，则对两次结果进行综合判断分析 · 如仍为上述情况，建议在 FISH 报告中备注： 此类患者 HER2 状态判断需结合 IHC 结果： —若免疫组化结果为 3+：HER2 状态判为阳性 —若免疫组化结果为 0，1+ 或 2+：HER2 状态判为阴性
	≥ 6.0	建议增加计数细胞，若结果维持不变，则为阳性
≥ 2.0	<4.0	建议增加计数细胞，若结果维持不变，则为阴性
	≥ 4.0	阳性

注：参考文献见本章参考文献 [5]。

2.10 HER2 低表达判断流程

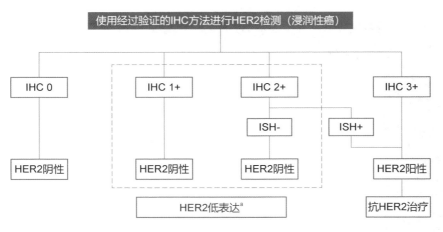

注：参考文献见本章参考文献 [7, 8]。
[a] 大多数临床研究将 HER2 IHC 1+、IHC 2+ 且原位杂交（*in situ* hybridization, ISH）检测阴性定义为 HER2 低表达。不可手术的局部晚期和复发转移性 HER2 低表达浸润性乳腺癌患者可能从新型抗体耦联药物治疗中获益。

2.11 HER2 检测结果图示

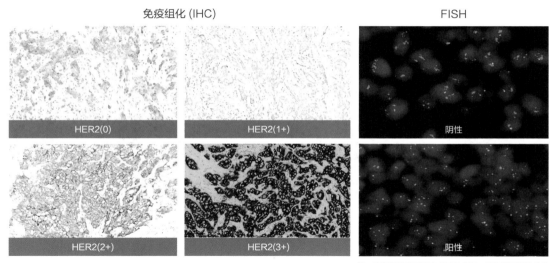

免疫组化 (IHC)

HER2(0)

HER2(1+)

HER2(2+)

HER2(3+)

FISH

阴性

阳性

注：红色荧光信号代表 *HER2* 基因；绿色荧光信号代表 CEP17。

2.12 Ki-67 增殖指数检测

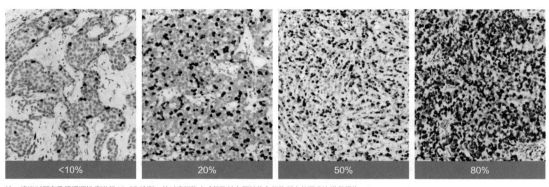

注：建议对所有乳腺浸润性癌进行 Ki-67 检测，并对癌细胞中（细胞核）阳性染色细胞所占的百分比进行报告。

2.13 PD-L1 免疫组化检测

抗体	22C3 (DAKO)
评分类别	CPS 评分（combined positive score）
评估的细胞类型	浸润性癌细胞、淋巴细胞、巨噬细胞
评分方法	$\dfrac{\text{PD-L1 染色细胞数}（\text{肿瘤细胞、淋巴细胞、巨噬细胞}）}{\text{存活肿瘤细胞总数}} \times 100$ 尽管计算结果可能超过 100，但 CPS 最高评分仍定义为 100

注：1. 临床研究中采用的 PD-L1 检测是一套完整的系统，包括采用的抗体、检测平台、判读系统。
  2. 被评估的切片中必须至少存在 100 个可计数的活肿瘤细胞；报告中应标明检测平台、抗体克隆号及评分方式。
  3. 参考文献见本章参考文献 [9]。

2.14 乳腺浸润性癌病理报告的基本要素

病理报告需包括内容	备 注
肿瘤大小	多灶性 / 多中心性肿瘤需分别测量大小
组织学类型	参照 WHO 乳腺肿瘤分类
组织学分级	推荐采用 Nottingham 分级系统
有无并存的导管原位癌	肿瘤大小以浸润性癌成分的测量值为准
有无脉管侵犯	评估肿瘤周围的 LVI（常见于肿瘤周围 1 mm 内）
切缘和淋巴结情况	—
ER、PgR、HER2、Ki-67 的检测情况	参考相应指南
癌旁良性病变	宜明确报告病变名称或类型
保乳手术标本	需报告显微镜检查中肿瘤距切缘最近处的距离；若切缘阳性，应注明切缘处肿瘤的类型
治疗后乳腺癌标本	需对治疗后反应进行病理评估 ［参考《乳腺癌新辅助治疗的病理诊断专家共识》（2020 版）］

③ 乳腺导管原位癌

3.1 乳腺导管原位癌的定义

乳腺导管原位癌（DCIS）基本概念：局限于乳腺导管内，未突破基底膜的非浸润性乳腺恶性肿瘤 [a]

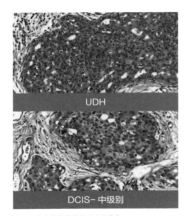

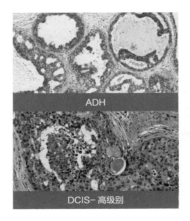

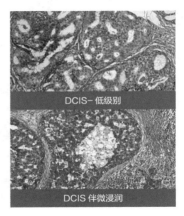

注：参考文献见本章参考文献 [1]。
[a] 病理诊断报告基本要素：应包括核级别，是否存在坏死，切缘状况，并建议报告组织学结构、病变大小或范围，以及 ER、PR 和 HER2 表达情况。目前尚不推荐对 HER2 阳性的 DCIS 患者进行抗 HER2 靶向治疗。

3.2 乳腺导管原位癌局部治疗策略

局部治疗项目	推 荐	考 虑	可 选
乳房手术	·保乳手术 [a] ·全乳切除 [a] ·全乳切除后重建	基于肿瘤整形手术（OPS）技术的保乳	—
腋窝手术（保乳时）	SLNB	豁免 SLNB	DCIS 患者不应实施 ALND，除非在手术当下肿瘤有无浸润无法明确，且由于条件所限无法确认所有可疑肿大淋巴结的病理状态时
腋窝手术（全切时）	SLNB	—	
保乳后放疗 [b]	全乳放疗	部分乳腺照射（特定患者）	豁免放疗（低危患者）

[a] DCIS 保乳与全切的循证证据参照浸润性癌。
[b] DCIS 保乳后放疗参见后文"DCIS 保乳术后辅助放疗"部分。

3.3 乳腺导管原位癌局部治疗参考——VNPI

VNPI（van Nuys 预后指数）[a]

评分	肿瘤直径（mm）	手术切缘（mm）	组织学级别	年龄（岁）
1	≤ 15	≥ 10	低 / 中级别，不伴粉刺型坏死	> 60
2	16~40	1~9	低 / 中级别，伴粉刺型坏死	40~60
3	≥ 41	< 1	所有高级别病灶	≤ 39

注：参考文献见本章参考文献 [2]。
[a]VNPI 是基于回顾性研究建立的预后指数，需临床医生综合考量。
计算时，每项 1~3 分，4 项累加总分 4~12 分。
结果判定：VNPI 4~6 分：低复发危险组，建议肿块切除；
VNPI 7~9 分：中复发危险组，建议肿块切除 + 全乳放疗；
VNPI 10~12 分：高复发风险组，建议乳房全切术。

VNPI计算

3.4　乳腺导管原位癌保乳手术切缘

美国 ASCO/SSO/ASTRO 指南一致推荐:

· 选择 2 mm 作为阴性切缘标准 [a]

切缘距离与同侧乳腺肿瘤复发（IBTR）关系的荟萃分析

> 0 or 1 mm	2 mm	3 mm	10 mm
OR（95% CI）	OR（95% CI）	OR（95% CI）	OR（95% CI）
0.45（0.32~0.61）[b]	0.32（0.21~0.48）	0.30（0.12~0.76）	0.32（0.19~0.49）

注：参考文献见本章参考文献 [3, 4]。

[a] 2 mm 切缘能保证低的 IBTR 率及再次切除率，又不过分影响外形。

[b] 相对于阴性切缘（墨汁染色处无肿瘤细胞）。

3.5 乳腺导管原位癌保乳术后辅助放疗

分 层	推 荐	考 虑	可 选
DCIS	全乳放疗[5-8] ± 瘤床加量[a]，常规分割或大分割[b]	—	—
低危 DCIS[c]	全乳放疗[5, 8]，常规分割或大分割[b]	部分乳腺放疗，大分割[9], [d]	豁免放疗

[a] 伴以下任意高危因素推荐瘤床加量：≤ 50 岁，G_3，近切缘（< 2 mm）或切缘阳性（拒绝再次手术者），剂量通常为 10.0~16.0 Gy/4~8 次。
[b] 全乳放疗推荐剂量：常规分割方案 45~50 Gy/28~25 Fx，中等剂量大分割方案 40~42.5 Gy/15~16 Fx。
[c] 同时满足下列条件［RTOG 9804 研究］：乳腺 X 线筛查发现，≤ 2.5 cm，低中分级，切缘≥ 3 mm。
[d] 等效生物总剂量等于常规分割 45~50 Gy 的大分割放疗方案：外照射 40.0 Gy/15 Fx/19 天，30 Gy/5 次 /10 天或 38.4 Gy/10 Fx/5 天；近距离放疗 34 Gy/10 次 /5 天，32 Gy/8 Fx/4 天或 30.1 Gy/7 Fx/4 天。

（1）DCIS 保乳术后放疗的 EBCTCG 荟萃分析（分析时间 2010 年，*n*=3 729）[5]

研究设计：汇总 4 项随机研究

· 目的：DCIS 保乳术后全乳放疗是否优于不放疗

· 入组对象：1985—1990 年间开展的 4 项 DCIS 保乳术后放疗对比不放疗的随机研究

· 分组与方法：
 - BCS 组（*n*=1 851）
 - BCS+RT 组（*n*=1 878）

主要结果：同侧乳房肿瘤复发（中位随访 8.9 年）
 · *RR*=0.46（*SE* 0.05），*P* < 0.000 01

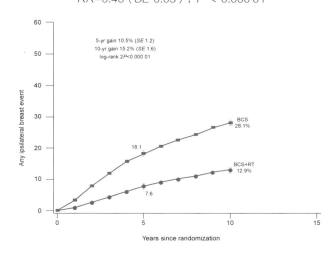

（2）BIG 3-07/TROG 07.01 随机Ⅲ期（入组时间 2007—2014 年，*n*=1 608）[6]

研究设计：优效性

· 目的：中高危 DCIS 保乳术后瘤床加量对比不加量，大分割对比常规分割 WBI 的局部复发率差异

· 入组对象：保乳术后切缘 ≥ 1 mm 的中高危 DCIS：
  - < 50 岁
  - ≥ 50 岁伴以下因素之一：有症状，可触及肿块，多灶，肿块 ≥ 1.5 cm，中高核分级，中央坏死，粉刺型，或切缘 <10 mm

· 分组与方法：
  - WBI 50 Gy/25 次
  - WBI 42.56 Gy/16 次
  - WBI 50 Gy/25 次 + 瘤床加量 16 Gy/8 次
  - WBI 42.5 Gy/16 次 + 瘤床加量 16 Gy/8 次

首要终点：局部复发率（中位随访 6.6 年）

· 瘤床加量 *vs* 不加量：
  - *HR*=0.47（95% *CI* 0.31~0.72），*P*<0.001

· 大分割 *vs* 常规分割：
  - *HR*=0.94（95% *CI* 0.51~1.73），*P*=0.84

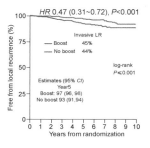

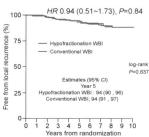

（3）RTOG 9804 随机 Ⅲ 期（入组时间 1999—2004 年，*n*=638）[8]

研究设计：优效性

· 目的：低危 DCIS 保乳术后全乳放疗是否优于不放疗

首要终点：同侧乳房肿瘤复发（中位随访 13.9 年）

· *HR*=0.36（95% *CI* 0.20~0.66），*P*=0.000 7

· 入组对象：

  – 25 岁以上

  – 低危 DCIS 患者：乳腺筛查发现，核分
    级低到中级别，肿块大小 ≤ 2.5 cm，
    切缘 ≥ 3 mm

· 分组与方法：

  – 观察组（OBS；*n*=322）

  – 放疗组（RT；*n*=314）

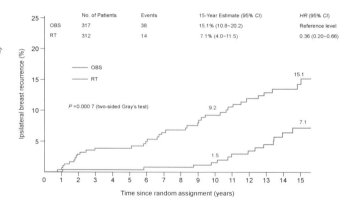

3.6　乳腺导管原位癌保乳术后内分泌治疗 [a]

DCIS 特点	月经状态	推荐	考虑	可选
ER 阳性	绝经前	TAM*5 年 [10]	—	—
	绝经后	AI*5 年 [11], b	TAM*5 年 [10]	—

注：1. 参考文献见本章参考文献 [10~12]。
　　2. 对 HER2 阳性 DCIS，根据 NSABP B-43（COBLEIGH MA, ANDERSON SJ, SIZIOPIKOU KP, et al.Comparison of radiation with or without concurrent trastuzumab for HER2-positive ductal carcinoma in situ resected by lumpectomy: a phase III clinical trial[J]. J Clin Oncol,2021,39(21):2367-2374.），不支持使用辅助曲妥珠单抗。对 ER 阳性 DCIS 使用 OFS，尚无任何循证医学证据。
[a] 对 DCIS 全乳切除患者，应用内分泌药物属于化学预防范畴。
[b] 虽然 DCIS 保乳术后应用 AI 的证据主要基于阿那曲唑，但 3 种 AI 可考虑通用；AI 相对他莫昔芬的优势主要体现在 60 岁以下的绝经后人群。

（1）NSABP B-24 随机Ⅲ期（入组时间 1991—1994 年，*n*=1804）[10, 13]

研究设计：优效性

· 目的：在 DCIS 保乳 + 放疗患者中，TAM 辅助内分泌治疗的价值

· 入组对象：
  - DCIS 保乳 + 放疗
  - DCIS 伴 LCIS 接受保乳 + 放疗

· 分组与方法：
  - 试验组：TAM 20 mg/d *5 年（*n*=902）
  - 对照组：安慰剂 *5 年（*n*=902）

首要终点：浸润性乳腺癌复发率（中位随访 163 个月）

· 同侧（IBTR）*HR*=0.68，95% *CI*=0.49~0.95，*P*=0.025

· 对侧（CBC）*HR*=0.68，95% *CI*=0.48~0.95，*P*=0.023

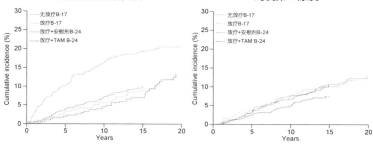

B-24（TAM vs 安慰剂）/B-17（放疗 vs 不放疗）联合分析

（2）NSABP B-35 随机 III 期（入组时间 2003—2006 年，n=3 104）[11]

研究设计：优效性

· 目的：DCIS 保乳术后，ANA 是否比 TAM 优效

· 入组对象：
- 绝经后 DCIS 保乳放疗患者
- ER 和 / 或 PgR 阳性

· 分组与方法：
- TAM 20 mg/d*5 年（n=1 552）
- ANA 1 mg/d*5 年（n=1 552）

首要终点：无（乳腺）事件生存率（中位随访 9 年）

整组人群：HR=0.73（95% CI 0.56~0.96），P=0.023

无（乳腺）事件生存率：

阿那曲唑（ANA）vs 他莫昔芬（TAM）

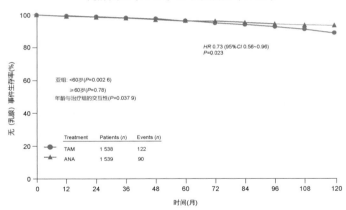

④ 浸润性乳腺癌外科处理

4.1　乳腺外科发展概览

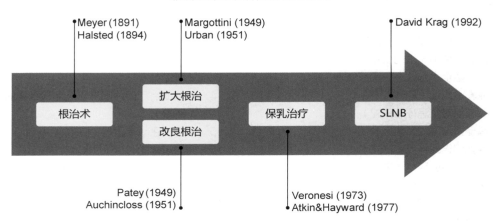

4.2 乳腺恶性肿瘤术前检查与准备

项　目	内　容	方　法
病史采集和体格检查	—	—
疾病评估	原发灶评估	乳腺 X 线，超声，MRI（可选）
	腋窝评估	超声，必要时穿刺活检
	病理学评估	推荐粗针穿刺或微创活检；推荐在术前获取免疫组织化学信息
	全身评估	全身检查以排除远处转移，如胸部 CT、腹部 B 超、必要时增加骨扫描、PET/CT、腹部 MRI、头颅 CT/MRI 等
其他项目	遗传咨询	易感基因检测和家族史评估
	排除妊娠	育龄期女性
	术前谈话和签字	充分告知与沟通

4.3 乳腺癌手术方式——乳腺处理

部位	手术方式 [a]		
	保乳术	全乳切除术	全切后重建术
乳房	常规保乳术 [1-3]	保留胸大/小肌	自体重建
	保乳整形术	保留胸大肌/切除胸小肌	假体重建
	特定情况下保乳术：如新辅后保乳 [4], [b]	切除胸大/小肌	自体联合假体重建
区域淋巴结	豁免前哨淋巴结活检	前哨淋巴结活检	区域淋巴结清扫
	—	腋窝活检	腋窝清扫
	—	内乳淋巴结活检	内乳清扫
	—	特定情况下前哨活检：如新辅后前哨	—

[a] 乳腺癌手术方式由乳房处理和腋窝处理两部分组成，不同组合对应不同的术式名称。如：全乳切除（保留胸大/小肌）+腋窝清扫，即为改良根治术；全乳切除（切除胸大/小肌）+腋窝清扫，即为经典根治术；全乳切除（切除胸大/小肌）+腋窝联合内乳清扫，即为扩大根治术。

[b] 与直接保乳手术相比，新辅助治疗后保乳可能增加局部复发风险，但远处复发与死亡率无差异。目前尚无切缘标准，大多数专家推荐按照可手术浸润性癌切缘标准，但是更大的切缘可能更加安全；目前尚无切除范围标准，一般建议：对向心性退缩，倾向切除退缩后范围；对散片状退缩，倾向切除原范围。

（1）保乳 + 放疗对比全切的 EBCTCG 荟萃分析（分析时间 1995 年，*n*=4 891）[1]

研究设计：

· 目的：比较保乳 + 放疗与全切患者预后差别

· 入组对象：1985 年之前启动的 9 项
保乳联合放疗与乳房全切术对比的
随机研究

· 分组与方法：
 - 保乳 + 放疗组
 - 全切组

主要结果： OS

· 77.1% *vs* 77.1%，*P*=0.7

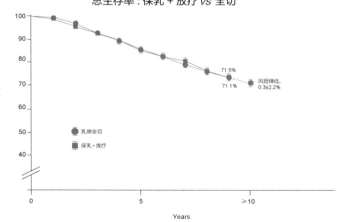

总生存率：保乳 + 放疗 *vs* 全切

（2）NSABP B-06 随机 III 期（入组时间 1976—1984 年，*n*=1 851）[2]

研究设计：差异比较

· 目的：对比保乳 ± 放疗及全切患者预后

· 入组对象：

T ≤ 4 cm，临床分期 I ~ II 期

· 分组与方法：
- 随机为 3 组
- 单纯保乳，保乳 + 放疗，乳房全切
- 临床试验定义：同侧乳房肿瘤复发不纳入 DFS 事件，而作为美容失败事件

首要终点：OS 和 DFS（中位随访 21 年）

· OS：保乳 *vs* 全切 *HR*=1.05（95% *CI* 0.90~1.23，*P*=0.51）

· OS：保乳 + 放疗 *vs* 全切 *HR*=0.97（95% *CI* 0.83~1.14，*P*=0.74）

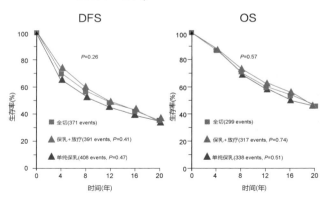

（3）MILAN-1 随机 III 期（入组时间 1973—1980 年，n=701）[3]

研究设计：差异比较

· 目的：对比保乳 + 放疗及全切患者预后

· 入组对象：
  - cT_1N_0
  - 70 岁以下

· 分组与方法：
  - 保乳 + 放疗组（n=352）
  - 全切组（n=349）

首要终点：中位随访 20 年

· OS 保乳 58.3% vs 全切 58.8%，P=1.0

· 次要终点：同侧乳房肿瘤复发（平均值 ±SE）

保乳 8.8% ±3.2% vs 全切 2.3% ±0.8%，$P < 0.001$

总生存率：保乳 + 放疗 vs 全切

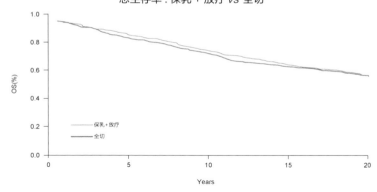

（4）新辅后保乳的 EBCTCG 荟萃分析（分析时间 2018 年，*n*=4 756）[4]

研究设计： 关于新辅助和辅助治疗后长期预后的 10 项随机研究的荟萃分析

· 目的：
评估通过新辅助降期保乳和直接保乳患者的长期预后是否一致

· 入组对象：
1983—2002 年间的 10 项比较新辅助治疗与相同方案术后治疗的随机研究

· 分组与方法：
– 新辅组（先化疗后保乳）（*n*=2 387）
– 辅助组（先保乳后化疗）（*n*=2 369）

主要结果： 局部复发，死亡风险（中位随访 9 年）
· 15 年局部复发增加 5.5%，*RR*=1.37（95% *CI* 1.17~1.61）
· 15 年总生存获益 0.3%，*RR*=1.04（95% *CI* 0.94~1.15）

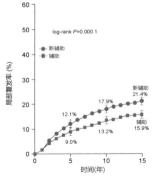

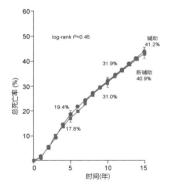

4.4 保乳适应证

考量因素	要求
肿瘤大小	T_1 和 T_2 分期； T_3 及以上，经术前治疗降期后也可慎重考虑
外形影响	肿瘤与乳房体积比例适当； 术后能够保持良好的乳房外形
病灶数量	单个或有限数目的局限性病灶，能达到完整切除标准
安全切缘	阴性，或再次切除达到阴性
主观意愿	有明确的保乳意愿

4.5 保乳绝对禁忌证

考量因素	特 征
能否保障切缘	病变广泛，预期难以达到阴性切缘或理想外形
	切缘阳性，再次切除后仍不能保证阴性
	弥漫分布的恶性特征钙化灶
	炎性乳腺癌
确保后续放疗	妊娠期间；但在妊娠期完成手术，分娩后放疗是可行的
是否患者意愿	患者不接受保乳治疗

4.6 需谨慎保乳的风险因素

考量因素	特 征
放疗相关	活动性结缔组织病如硬皮病、系统性红斑狼疮、胶原血管疾病等，对放疗耐受性差
	同侧乳房既往接受过乳腺或胸壁放疗者，需获知放疗剂量及放疗野范围
肿瘤相关	肿瘤直径 > 5 cm
	多中心病灶 [a]
	侵犯乳头（如 Paget's 病）
切缘相关	切缘邻近肿瘤 [b]
易感相关	遗传易感性强（如 BRCA1/2 突变）导致同侧乳房第二原发风险高

[a] 多中心病灶指在 2 个或 2 个以上象限存在 1 个及以上病灶。
[b] 对"近切缘"的具体标准目前仍然缺乏共识。

4.7 保乳切缘的标准

· 美国 SSO/ASTRO/ASCO 指南一致性推荐：浸润性癌切缘染色处未见肿瘤细胞为阴性切缘标准
· 英国医学杂志（*BMJ*）最新数据：较近切缘（虽然切缘染色处未见肿瘤细胞但 < 2 mm）存在更高的局部和远处转移风险。外科医生应努力获得 1 mm 及以上的切缘

2014 *JCO*：切缘距离与同侧乳房肿瘤复发关系的荟萃分析 [5]

与阴性切缘距离	*OR*	*P*
1 mm	1.0 (ref.)	
2 mm	0.91	0.90
5 mm	0.77	

2022 *BMJ*：切缘距离与局部复发和远处转移关系的荟萃分析 [6]

阴性切缘距离	局部复发	远处转移
0.1~2 mm	*HR*:2.09, *P*<0.001	*HR*:1.38, *P*=0.001
0.1~1 mm	*HR*:1.60, *P*=0.007	*HR*:1.31, *P*=0.08
1.1~2 mm	*HR*:1.81, *P*=0.07	*HR*:1.40, *P*=0.03
> 2 mm	Ref.	Ref.

4.8 保乳切缘的取材

· 垂直切缘放射状取材

垂直于基底将标本平行切成多个薄片(建议每 5 mm),观察每个切面的情况。描述肿瘤大小、所在位置及肿瘤与各切缘的距离,取材时将近处切缘与肿瘤一起全部取材,较远切缘抽样取材。优点是能正确测量病变与切缘的距离,缺点是工作量较大

· 切缘离断取材

将 6 处切缘组织离断,离断的切缘组织充分取材,镜下观察切缘的累犯情况。优点是取材量相对较少,能通过较少的切片对所有的切缘情况进行镜下观察,缺点是不能准确测量病变与切缘的距离

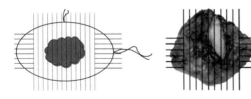 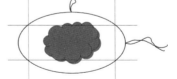 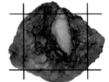

4.9 保乳术后复发问题

项目	复发类型 [a]		
鉴别要点	①真正复发	②第二原发	③弥散复发
位置	原切口 / 原象限	不同象限 / 较远位置	胸壁或皮肤（往往初始肿瘤负荷重）
时间	短期内	长期	短期内
发生率	少见（0.2%~0.5%/ 年）	常见（平均 0.5%~1%/ 年）	很少见
病理特征	与前次肿瘤的组织类型和免疫表型较相似	可呈现不同表型，可见 DCIS	与前次肿瘤的组织类型和免疫表型较一致
转移提示	有一定关联	弱	强

[a] 还包括一类放射线导致的继发肿瘤，包含癌和肉瘤，多为放疗照射后部位，因发生极为罕见，此处不再单独介绍。

4.9　保乳术后复发问题

复发的外科处理	备注
全切 ± 放疗	与未出现局部复发的保乳患者的预后相当，全切后可考虑利用自体或假体再造
再次保乳 ± 放疗	单个复发灶 ≤ 3 cm，复发时间≥术后 1 年，MRI 等影像学确认非多中心病灶，无皮肤侵犯
腋窝淋巴结处理	· 若第一次行 SLNB 且未行清扫 　－复发为浸润性癌，推荐腋窝清扫，也可选二次 SLNB（建议双示踪） 　－复发为原位癌，考虑二次 SLNB（建议双示踪），但检出率和准确度可能降低 · 若第一次手术为 ALND 　－经临床或影像学检查发现有淋巴结侵犯证据时，行腋窝手术探查或补充清扫 　－否则可不予处理

注：参考本献见本章参考文献 [7，8]。

4.10 乳腺癌保乳整形手术

名称	备注
肿瘤整形手术 （OPS）	属保乳手术范畴，在切除肿瘤和部分腺体后，使用容积移位和容积替代的技术修复同侧乳房缺损，并适当进行对称性手术
容积移位 （volume displacement）	运用局部乳腺组织推移或转位来修复缺损（为全部腺体的 50% 以下） · 缺损小于乳房体积 20%，可应用 Level 1 容积移位手术 · 缺损占乳房体积 20%~50%，可应用 Level 2 容积移位手术
容积替代 （volume replacement）[a]	利用乳腺以外的局部 / 区域皮瓣（如 LDF 等）或假体来修复较大缺损（超过全部腺体的 50%）

注：参考文献见本章参考文献 [9]。
[a] 由于保留部分乳腺的容积替代后依然需要针对剩余乳腺组织进行放疗，以及剩余乳腺组织仍有复发可能，开展此类手术时应权衡利弊，合理选择有限的供体组织。

4.10 乳腺癌保乳整形手术

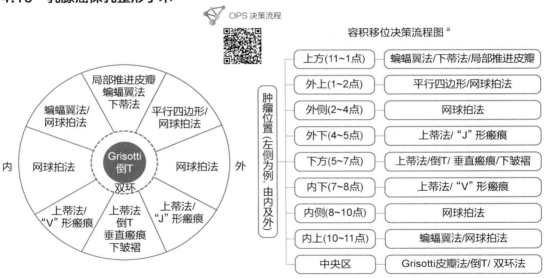

OPS 决策流程

容积移位决策流程图 [a]

肿瘤位置（左侧为例）由内及外		
上方(11~1点)	蝙蝠翼法/下蒂法/局部推进皮瓣
外上(1~2点)	平行四边形/网球拍法
外侧(2~4点)	网球拍法
外下(4~5点)	上蒂法/"J"形瘢痕
下方(5~7点)	上蒂法/倒T/垂直瘢痕/下皱褶
内下(7~8点)	上蒂法/"V"形瘢痕
内侧(8~10点)	网球拍法
内上(10~11点)	蝙蝠翼法/网球拍法
中央区	Grisotti皮瓣法/倒T/双环法

[a] 仅提供参考，选择时需具体结合病灶方位、缺损大小、乳房容量、乳房下垂程度、腺体性质等因素综合考量。

4.11 乳腺癌手术方式——区域淋巴结处理

部位	手术方式 [a]		
乳房	保乳术	全乳切除术	全切后重建术
乳房	常规保乳术	保留胸大/小肌	自体重建
乳房	保乳整形术	保留胸大肌/切除胸小肌	假体重建
乳房	特定情况下保乳术：如新辅后保乳 [b]	切除胸大/小肌	自体联合假体重建
区域淋巴结	豁免前哨淋巴结活检	前哨淋巴结活检	区域淋巴结清扫
区域淋巴结	—	腋窝活检 [10~15]	腋窝清扫
区域淋巴结	—	内乳淋巴结活检	内乳清扫
区域淋巴结	—	特定情况下前哨活检：如新辅后前哨 [16~18]	—

[a] 乳腺癌手术方式由乳房处理和腋窝处理两部分组成，不同组合对应不同的术式名称。如全乳切除（保留胸大/小肌）+ 腋窝清扫，即为改良根治术；全乳切除（切除胸大/小肌）+ 腋窝清扫，即为经典根治术；全乳切除（切除胸大/小肌）+ 腋窝联合内乳清扫，即为扩大根治术。
[b] 与直接保乳手术相比，新辅助化疗后保乳可能增加局部复发，远处复发与死亡率无差异。目前尚无切缘标准，大多数专家推荐按照可手术浸润性癌切缘标准，但是更大的切缘可能更加安全；目前尚无切除范围标准，一般建议对向心性退缩，倾向切除退缩后范围，对散片状退缩，倾向切除原范围。

4.12　前哨淋巴结活检适应证和禁忌证

适应证	禁忌证
早期可手术浸润性乳腺癌，腋窝淋巴结临床阴性或临床（查体或影像学）异常但穿刺阴性	炎性乳腺癌
导管内癌接受乳房切除术	临床查体腋窝淋巴结阳性，并经穿刺证实
临床腋窝淋巴结阴性，新辅助治疗后仍为腋窝阴性	腋窝淋巴结临床阳性，新辅助治疗后仍为阳性
穿刺证实的 cN_1，新辅助治疗后腋窝淋巴结临床阴性 [a]	cN_{2-3}，新辅助治疗后腋窝淋巴结临床阴性

注：虽然 NCCN 指南等提出"腋窝临床体检阴性，影像学 1~2 枚淋巴结异常，且细针穿刺阳性"者可尝试 SLNB，但国内专家团投票认同率低，2023 年 11 月投票反对率为 66%。
[a] 需符合新辅助治疗前穿刺阳性淋巴结放置标记，活检采用双示踪方式，活检到包括标记淋巴结在内的 ≥ 3 枚前哨淋巴结。

4.13 cN₀ 前哨淋巴结活检不同结果的处理 [a]

乳腺手术	满足条件	推荐	考虑	可选
保乳或全切	前哨淋巴结阴性	不处理 [10]	—	
保乳或全切	腋窝淋巴结 ITC	不处理	—	· 腋窝放疗 · ALND
保乳	浸润性癌 cT$_{1\sim2}$ 期 病理 1~2 枚 SLN 宏转移或微转移后续全乳放疗与全身系统治疗	· 不处理 [11~13] · 腋窝放疗 [14,15]	ALND	—
全切	浸润性癌 cT$_{1\sim2}$ 期 病理 1~2 枚 SLN 宏转移或微转移	· ALND · 腋窝放疗 [14,15]	—	—

[a] 本处均为未接受过新辅助治疗的情况。

（1）NSABP B-32 随机Ⅲ期（入组时间 1999—2004 年，n=5 611)[10]

研究设计：

· 目的：评估前哨淋巴结活检技术的成功率及准确性

· 入组对象：cN$_0$ 的可手术乳腺癌患者（n=5 611）

· 分组与方法：
  – 前哨 + 腋清组（无论前哨阴性/阳性都腋清）
    （n=2 807）
  – 前哨 ± 腋清组（如前哨阴性则不做腋清）
    （n=2 804）

首要终点： OS（中位随访 95.6 月）

· 前哨阴性患者中，未腋清（n=2 011）与腋清
  （n=1 975）相比：
  OS HR=1.20, 95% CI 0.96~1.50, P=0.12

次要终点：

· 前哨成功率 97.2%；假阴性率 9.8%；DFS、局部
  复发均无差异

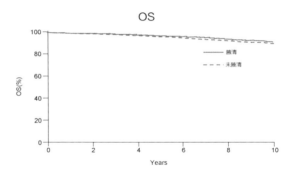

（2）ACOSOG Z0011 随机Ⅲ期（入组时间 1999—2004 年，*n*=891）[11,12]

研究设计：非劣效性

· 目的：cT$_{1-2}$N$_0$ 保乳患者 SLN 1~2 枚阳性是否可以豁免腋窝淋巴结清扫

· 入组对象：

- 保乳，未接受新辅助化疗

- cT$_{1-2}$, cN$_0$

- 后续接受放疗

· 分组与方法：

- 腋窝单纯前哨组（*n*=446）

- 腋窝补充清扫组（*n*=445）

- *HR* 非劣效界值 1.30；预设入组 1 900 例

首要终点：OS（中位随访 9.3 年）

· 单纯前哨组 OS 非劣于腋清组（86.3% *vs* 83.6%）

· *HR*=0.85，单侧 95% *CI* 0~1.16；非劣效 *P*=0.02

次要终点：DFS

· 差异无统计学意义（80.2% *vs* 78.2%）

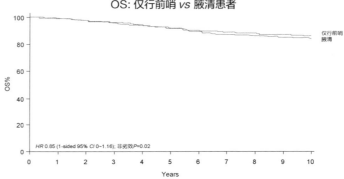

OS: 仅行前哨 *vs* 腋清患者

（3）IBCSG 23-01 随机 III 期（入组时间 2001—2010 年，*n*=934）[13]

研究设计：非劣效性

· 目的：早期乳腺癌术后前哨微转移患者是否可免除腋窝清扫

· 入组对象：
  - cT$_{1-2}$，cN$_0$
  - SLNB：≥ 1 枚微转移 & 无包膜外侵犯（实际入组仅 1 枚微转移的患者占 95%，2 枚转移的患者占 4%）

· 分组与方法：
  - ALND 组（*n*=465）
  - 无 ALND 组（*n*=469）
  - *HR* 非劣效界值 1.25

首要终点：DFS（中位随访 9.7 年）

· *HR*=0.78，95% *CI* 0.55~1.11，非劣效 *P*=0.004 2

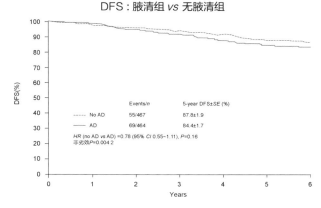

DFS：腋清组 *vs* 无腋清组

	Events/*n*	5-year DFS±*SE* (%)
No AD	55/467	87.8±1.9
AD	69/464	84.4±1.7

HR (no AD *vs* AD) =0.78 (95% *CI* 0.55~1.11), *P*=0.16
非劣效*P*=0.004 2

（4）AMAROS 随机 III 期（入组时间 2001—2010 年，*n*=4 823）[14,15]

研究设计：非劣效性

· 目的：前哨阳性患者术后腋窝放疗是否不劣效于腋窝清扫

· 入组对象：
  - cT$_{1-2}$, cN$_0$
  - SLN 阳性（共筛出 1 425 例 SLN 阳性者，95% 为 1~2 枚转移）
  - 82% 为 BCS，18% 全乳切除

· 分组与方法：
  - 腋窝清扫组（*n*=744）
  - 腋窝放疗组（*n*=681）
  - *HR* 非劣效界值 2

首要终点：腋窝复发率（中位随访 10.0 年）

· 10 年腋窝复发率：腋清组 0.93%，腋窝放疗组 1.82%
· *HR*=1.71，95% *CI* 0.67~4.39

次要终点：

· OS 无差异（*HR*=1.17，95% *CI* 0.89~1.52，*P*=0.258）
· DFS 无差异（*HR*=1.19，95% *CI* 0.97~1.46，*P*=0.105）
· 腋窝水肿率清扫组较高（24.5%*vs*11.9%，*P*<0.001）

OS: 腋窝清扫 (ALND) *vs* 腋窝放疗 (ART)

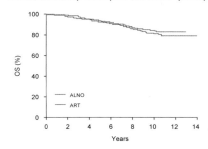

（5）新辅助治疗后 SLNB 可行性研究

新辅前 cN_{1-2}，新辅后 cN_0，行 SLNB		ACOSOG Z1071[16]	FN SNAC[17]	SENTINA[18]	合计
病例数		649	141	592	1501
SLN 未检出率		7.1%	12.8%	19.9%	13.2%
假阴性率	取得 1 枚 SLN	31.5%	18.2%	24.3%	26.0%
	取得 ≥ 2 枚 SLNs	12.6%	4.9%	9.6%	10.8%
	取得 ≥ 3 枚 SLNs	9.1%	—	4.9%	7.8%
	采用 2 种示踪方法	10.8%	—	8.6%	10.3%

4.14 新辅助治疗后前哨淋巴结活检结果的处理

淋巴结状态			腋窝处理方式		
新辅前状态	新辅后状态		推荐	考虑	可选
cN$_0$[a]	cN$_0$	SLNB: ypN$_0$	不处理	—	—
		SLNB: ITC	ALND	豁免 ALND, 行腋窝放疗	—
		SLNB: 微/宏转移	ALND	—	—
	cN+		ALND	—	—
cN$_1$	cN$_0$	SLNB: ypN$_0$[b]	缺乏高级别生存证据	豁免 ALND, 行腋窝放疗	· ALND[c] · 豁免 ALND 与腋窝放疗
		SLNB: ITC	缺乏高级别生存证据	豁免 ALND, 行腋窝放疗	ALND
		SLNB: 微/宏转移	ALND	—	—
	cN+		ALND	—	—
cN$_{2-3}$	任何状态		ALND	—	—

[a] 对于 cN$_0$ 患者，SLNB 时机推荐在新辅助治疗后，也可考虑在新辅助之前。
[b] 建议采用双示踪，活检淋巴结数 ≥ 3 枚等策略，才能保证较低的假阴性率。
[c] 鉴于目前尚缺乏长期随访的前瞻性数据，放弃 SLNB 直接 ALND，或即便 SLNB 阴性情况下补充 ALND 也是合理的。

4.15 乳房重建基本原则

主诊医生决策因素	术前评估	患者知情
· 患者年龄	· 肿瘤负荷	· 重建手术过程
· 身体机能	· 肿瘤的生物学类型	· 风险和获益
· 职业文化背景	· 综合治疗方案	· 后续修整手术
· 运动喜好	· 既往史及药物治疗	· 延期重建的可能性
· 乳房大小及形状	· 吸烟史	· 调整预期
· 对侧对称性手术	· 肥胖（BMI 等）	
· 供区组织条件		
· 肿瘤局部复发风险		
· 术后放疗的可能性		

注：1. 手术决策循序渐进，把握好保乳和乳房重建的关系。
　　2. 合理规划全乳切除方式，乳房重建的时机和方法，重建手术与辅助治疗的顺序安排等。
　　3. 任何乳房重建手术不应该干扰乳腺癌的标准手术治疗及其他辅助治疗。

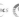

4.16 乳房重建的时机

项目	即刻重建（immediate）	延期重建（delayed）	即刻－延期 （immediate-delayed）
重建时机	乳房切除术后即刻进行	全乳切除术后间隔一段时间进行	乳房切除术后置入扩张器，后续再完成重建手术
优点	·手术次数少 ·总费用低 ·没有乳房缺失的心理影响 ·保留乳头乳晕复合体和皮肤，提高美观度	·患者意愿明确 ·皮瓣并发症少	·决策更灵活 ·保留更多皮肤，提高美观度
缺点	·放疗的影响 ·高选择性	·多次手术 ·乳房缺失等心理负面影响	多次手术

注：参考文献见本章参考文献 [19]。

4.17 乳房重建方式及其优劣

项目	自体重建	植入物重建
优点	· 耐受术后放疗 · 感染风险低 · 柔软,自然,下垂感,对称 · 矫正锁骨下凹陷及腋前壁缺损畸形 · 放疗后的 II 期乳房重建 · 创面及溃疡的修复愈合	· 创伤小,无供区瘢痕 · 术后康复时间短 · 适用于双乳切除患者,对称性较理想
缺点	· 供区瘢痕及相关并发症 · 学习曲线长 · 手术时间长 · 恢复时间可能长	· 放疗的不利影响 · 依赖于乳房皮瓣血供 · 常需联合补片,费用昂贵 · 总体并发症发生率较高 · 手感和长期美观度有欠缺

注:参考文献见本章参考文献 [19]。

4.18 乳房重建术后美容结局的评价方法

医生等专业人员的评估 [a]

分数	2	1	0
乳房			
体积对称性	对称	略不对称	不对称
外形对称性	对称	略不对称	不对称
瘢痕可见性	不明显	略明显	明显
乳头乳晕复合体			
大小对称性	—	对称	不对称
位置对称性	—	距离 < 2 cm	距离 ≥ 2 cm
颜色相等性	—	基本相等	不同
乳房下皱褶线			
位置对称性	—	距离 > 2 cm	距离 ≥ 2 cm

注：分数结果为：优秀（≥ 9 分）；好（7~8 分）；尚可（5~6 分）；差（≤ 4 分）。
[a] 目前较常用的是 Ueda 报道的标准予以美学评价（UEDA S, TAMAKI Y, YANO K, et al. Cosmetic outcome and patient satisfaction after skin-sparing mastectomy for breast cancer with immediate reconstruction of the breast[J]. Surgery,2008,143(3):414-425）。

4.18 乳房重建术后美容结局的评价方法

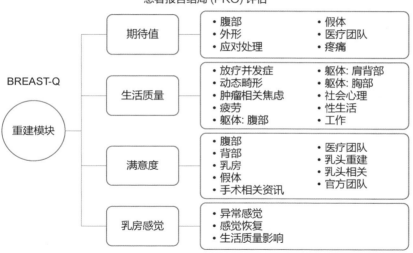

患者报告结局 (PRO) 评估

BREAST-Q

重建模块

期待值
- 腹部
- 外形
- 应对处理
- 假体
- 医疗团队
- 疼痛

生活质量
- 放疗并发症
- 动态畸形
- 肿瘤相关焦虑
- 疲劳
- 躯体: 腹部
- 躯体: 肩背部
- 躯体: 胸部
- 社会心理
- 性生活
- 工作

满意度
- 腹部
- 背部
- 乳房
- 假体
- 手术相关资讯
- 医疗团队
- 乳头重建
- 乳头相关
- 官方团队

乳房感觉
- 异常感觉
- 感觉恢复
- 生活质量影响

 BREAST-Q

4.19 乳房重建术后辅助放疗原则

重建术后放疗	说明
放疗指征	乳房重建术后患者的辅助放疗参考同期别的全乳切除术后患者； 重建前新辅助放疗，不增加游离腹部皮瓣切口愈合不良的风险
即刻重建者	自体组织重建的放疗并发症低于假体重建
二步法重建者	扩张器替换成假体在放疗之前或之后的时序目前尚无定论，取决于整个团队对技术的熟练程度和经验
既往放疗者	首选自体组织重建

⑤ 浸润性乳腺癌的辅助放疗

5.1 浸润性癌术后辅助放疗原则 (P76)

5.2 浸润性癌保乳术后辅助放疗 (P77)

5.3 浸润性癌全乳切除术后辅助放疗 (P81)

5.1 浸润性癌术后辅助放疗原则

浸润性癌辅助放疗	说明
放疗时机	无需辅助化疗者推荐在术后 8 周内开始，需辅助化疗者在化疗结束后 4~8 周内开始
药物同期	内分泌与抗 HER2 靶向治疗可与放疗同期进行，CDK4/6 抑制剂、卡培他滨、PARP 抑制剂与免疫治疗等是否可与放疗同期尚无定论，考虑到同期可能增加毒副反应，建议在放疗后序贯使用
新辅助治疗者	应综合考虑新辅前的初始分期和新辅后的术后病理分期，按病程中的最高分期判断放疗指征
优化放疗技术	鼓励采用呼吸控制如深吸气后屏气（deep inspiration breath hold，DIBH），俯卧位等技术以进一步降低心，肺等正常组织受量

5.2 浸润性癌保乳术后辅助放疗

分层		推荐	考虑	可选
pN₀	常规人群	全乳放疗[1, 2] ± 瘤床加量 a, 大分割或常规分割 b	—	· 全乳放疗 ± 瘤床加量, 超大分割 c · 伴高危因素者 d, 全乳 ± 瘤床加量 a+ 区域淋巴结放疗[3, 4]
	低危人群 e	全乳放疗[1, 2], 大分割或常规分割 b	· 部分乳腺放疗, 大分割 f, [5] · 低危者豁免放疗 g	全乳放疗 ± 瘤床加量, 超大分割 c
pN+	ALND ／ pN+	全乳 ± 瘤床加量 a+区域淋巴结放疗[3,4], 常规分割	—	全乳 ± 瘤床加量 a+区域淋巴结放疗, 大分割 f, [6]
	SLN_{1~2}+, 未行 ALND ／ 1 枚微转移	全乳 ± 瘤床加量 a± Ⅰ／Ⅱ站腋窝放疗[7], 常规分割	—	—
	／ >1 枚微转移或 1~2 枚宏转移	全乳 ± 瘤床加量 a+ Ⅰ／Ⅱ站腋窝或含全腋窝的区域淋巴结放疗 h, [8, 9], 常规分割	—	—

a 伴以下高危因素推荐瘤床加量: ≤ 50 岁, 51~70 岁且 G₃, 或切缘 +(拒绝再次手术者), 剂量通常为 10.0~16.0 Gy/4~8 次。

b 全乳放疗推荐剂量: 常规分割方案 45~50 Gy/28~25 F_x, 中等剂量大分割方案 40~42.5 Gy/15~16 Fx。

c ≥ 50 岁 T_{1~2}N₀ 者, 在严格限制靶区均匀性与正常组织受量的前提下可选 28.5 Gy/5 次 /5 周【FAST 研究 】或 26 Gy/5 次 /5 天【FAST-FORWARD 研究 】的超大分割方案。

d 高危因素包括: 肿瘤位于中央区 / 内侧, pT₃ 或 pT₂ 且至少伴有以下 1 项因素: G₃, LVI+ 或 ER-。

e 同时满足下列条件: ≥ 50 岁, 无 BRCA1/2 突变, ≤ 2 cm, IDC 或其他良好病理类型, 切缘 ≥ 2 mm, ER+, LVI-, 单中心或多灶但 ≤ 2 cm, EIC-, 无新辅助治疗。

f 等效生物总剂量等于常规分割时 45~50 Gy 的大分割放疗方案: 外照射 40.0 Gy/15 Fx/19 天, 30 Gy/5 次 /10 天或 38.4 Gy/10 Fx/5 天; 近距离放疗 34 Gy/10 次 /5 天, 32 Gy/8 Fx/4 天或 30.1 Gy/7 Fx/4 天。

g 同时满足下列条件: 【CALGB 9343 研究 】≥ 70 岁, pT₁N₀, ER+, 切缘 -, 可接受规范内分泌治疗, 或【PRIME Ⅱ研究 】≥ 65 岁, ≤ 3 cm, pN₀, 激素受体阳性, 切缘 -, G₃ 与 LVI 阳性两者不可同时存在, 可接受规范内分泌治疗。

h 是否行 Ⅰ／Ⅱ站腋窝或含全腋窝的锁骨上下 / 内乳区放疗需根据患者临床病理特征, 非 SLN 累及风险综合判断。

（1）保乳术后放疗 EBCTCG 荟萃分析（分析时间 2011 年，*n*=10 801）[2]

研究设计：入组 17 项随机研究

· 目的：保乳术后患者辅助放疗是否改善预后

· 入组对象：2000 年前启动的关于浸润性乳腺癌 BCS
后放疗对比无放疗的随机研究

· 分组与方法：
  - BCS+RT 组
  - BCS 组

主要结果：复发率和死亡率（中位随访 9.5 年）

· 任意首次复发率：*RR*=0.52（95% *CI* 0.48~0.56），
P < 0.000 01

· 乳腺癌相关死亡率：*RR*=0.82（95% *CI* 0.75~0.9），
P=0.000 05

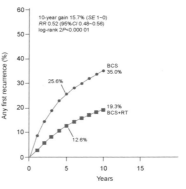

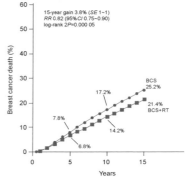

（2）MA20 随机Ⅲ期（入组时间 2000—2007 年，*n*=1 832）[3]

研究设计：优效性

· 目的：全乳放疗（WBI）联合区域淋巴引流区放疗（RNI）是否改善预后

· 入组对象：
  - BCS，$pT_{0\sim3}$
  - pN+，或 pN_0 伴以下高危因素：
    ≥5 cm；或≥2 cm 且 ALN 清扫数
    <10 枚且至少伴有下列 1 项高危因
    素（G_3，ER− 或 LVI+）

· 分组与方法：
  - RNI 组（*n*=916）
  - 无 RNI 组（*n*=916）

首要终点：OS（中位随访 9.5 年）

· *HR*=0.91（95% *CI* 0.72~1.13），*P*=0.38

次要终点：DFS

· *HR*=0.76（95% *CI* 0.61~0.94），*P*=0.01

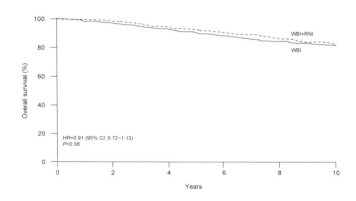

（3）EORTC 22922 随机 Ⅲ 期（入组时间 1996—2004 年，*n*=4 004）[4,10]

研究设计：优效性

· 目的：内乳 + 内侧锁骨上区（internal mammary and medial supraclavicular, IM-MS）辅助放疗是否可改善 OS

· 入组对象：

－ 75 岁以下，浸润性腺癌，Ⅰ~Ⅲ期

－ 肿瘤位于内侧或中央区（不论 ALN 状态），或位于外侧伴有 ALN+

· 分组与方法：

－ IM-MS 放疗组（*n*=2 002）

－ 无 IM-MS 放疗组（*n*=2 002）

首要终点： OS（中位随访 15.7 年）

· *HR*=0.87（95% *CI* 0.76~1.00），*P*=0.06（10.9 年）

· *HR*=0.95（95% *CI* 0.84~1.06），*P*=0.36（15.7 年）

次要终点： DFS

· DFS，*HR*=0.93（95% *CI* 0.84~1.03），*P*=0.18

· 乳腺癌特异死亡，*HR*=0.81（95% *CI* 0.70~0.94），*P*=0.005 5

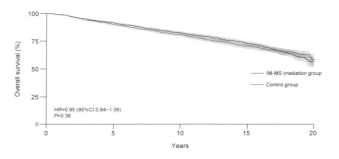

5.3 浸润性癌全乳切除术后辅助放疗

分层			推荐	考虑	可选
pN₀	T₁₋₂		不放疗	—	伴高危因素者[b]，胸壁[a]+ 区域淋巴结放疗[4]
	T₃₋₄，或切缘 <1 mm		胸壁放疗[11]、[a]，常规分割	—	
pN+	ALND	LN₁₋₃+	T₁₋₂	—	· 胸壁[a]+ 区域淋巴结[c]放疗，常规分割[4, 11] · 低危者[d]豁免放疗	胸壁[a]+ 区域淋巴结[c]放疗大分割[12]、[e]
			T₃₋₄	胸壁[a]+ 区域淋巴结[c]放疗，常规分割[4, 11]	—	
		LN ≥ 4+		胸壁[a]+ 区域淋巴结[c]放疗，常规分割[4, 11]		
	SLN₁₋₂+，未 ALND	1 枚微转移		—	· 腋窝 ± 胸壁[a, f]放疗，常规分割 · 低危者[d]豁免放疗[7]	—
		>1 枚微转移或 1~2 枚宏转移		· 腋窝 ± 胸壁[a, f]放疗，常规分割 · 含全腋窝的区域淋巴结[c, f]+ 胸壁[a] 放疗，常规分割[8]	—	—

[a] T₄ 或近切缘者推荐行胸壁疤痕序贯加量 10~16 Gy/5~8 次。
[b] 高危因素包括：肿瘤位于中央区 / 内侧，或肿瘤 ≥ 2 cm 且至少伴有以下 1 项因素：G₃，LVI+ 或 ER-。
[c] 影像学确认或高度怀疑区域淋巴结（如内乳或锁骨区）受累但未切除者应行相应区域序贯加量。
[d] 综合以下临床病理特征考虑为低危者：>40 岁，pT₁₋₂，G₁₋₂，LVI-，ER/PR 强阳性，切缘 -，可接受规范内分泌治疗。
[e] 等效生物总剂量等于常规分割时 45~50 Gy 的大分割放疗方案。
[f] 是否行腋窝 ± 胸壁或含全腋窝的锁骨上下 / 内乳区 + 胸壁放疗需根据患者临床病理特征，非 SLN 累及风险综合判断。

全切术后放疗的 EBCTCG 荟萃分析（分析时间 2014 年，*n*=8 135）[11]

研究设计：入组 22 项随机研究

· 目的：全乳切除术后放疗（PMRT）对 LN+（特别是 1~3 枚 LN+）乳腺癌患者的预后改善作用

· 入组对象：2000 年前启动的关于浸润性乳腺癌中 PMRT 对比无 PMRT 的随机研究

· 分组与方法：
  – PMRT 组
  – 无 PMRT 组

主要结果：中位随访 9.4 年

· 任意首次复发率
  RR=0.68 (95% *CI* 0.57~0.82)，*P*=0.000 06

· 乳腺癌相关死亡率
  RR=0.80 (95% *CI* 0.67~0.95)，*P*=0.01

pN$_{1~3}$ women with Mast+AD

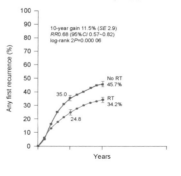

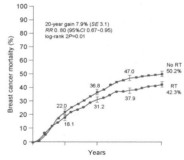

⑥ 乳腺癌新辅助治疗

6.1 新辅助治疗的目的和对象 [a]

目的	对象
降期：针对局部不可手术者（必选人群）	局部晚期乳腺癌（AJCC Ⅲ期，$T_3N_1M_0$ 除外）
降期：强烈要求保乳或保腋窝（必选人群 [b]）	可手术，但是未达保乳条件或保留腋窝条件（Ⅱ A~ Ⅱ B 期及 $T_3N_1M_0$）
利用新辅助治疗的疗效信息，指导术后辅助治疗（优选人群）	具有一定肿瘤负荷的 HER2 阳性 [c] 或 TNBC（满足下面任意一项者） · 临床淋巴结阳性 · 肿瘤大小 2 cm 及以上

[a] 新辅助治疗包括新辅助化疗，新辅助内分泌治疗，新辅助靶向治疗及其组合等。新辅助内分泌治疗目前多应用于高度选择人群，临床上并不常规应用。
[b] 该部分患者若主观要求不强烈时，则从新辅必选人群转化为直接手术人群或新辅优选人群。注意：实施新辅助后的保腋窝，对新辅助前的 N 分期、SLNB 流程、SLN 数目等有严格限定，目目前尚无长期随访数据，应谨慎建议，并非常规实施。
[c] 部分化疗耐受性差的低肿瘤负荷 HER2 阳性患者也可通过仅行抗 HER2 新辅助靶向治疗明确治疗敏感性，以豁免化疗。

6.2 新辅助治疗前准备

项目	推荐	考虑	备注
基线体检	是	—	乳腺原发灶和区域淋巴结
乳腺影像学	超声，乳腺 X 线，乳腺增强 MRI	—	拟降期保乳时，强烈推荐 MRI
全身检查	血常规，肝肾功能，心电图，胸部 CT，腹部超声	ECT（骨扫描），PET-CT，头颅 CT/MRI，心超	局部晚期者，建议加做"考虑"的检查
病理评估	原发灶空芯针或真空辅助活检，区域淋巴结空芯针或细针	—	明确亚型，区域淋巴结状态
病灶标记	原发灶	腋窝阳性淋巴结	推荐应用外标记（如表皮纹身）或内标记（放置金属标记夹）来指导手术范围和病理评估 因条件所限未标记时，建议对比治疗前后的影像学图像以确定病变位置

6.3　可手术患者新辅助疗效评估与手术时机 [a]

分子亚型 [b]	2 周期后评估疾病稳定（SD/iSD）		4 周期后评估疾病稳定（SD/iSD）	
	考虑	可选	考虑	可选
HER2 阳性 （初始化疗联合双靶方案）	按既定方案	手术，术后更改辅助方案	手术，术后更改辅助方案	更改新辅方案
TNBC	· 按既定方案 · 更改新辅方案	手术，术后更改辅助方案	手术，术后更改辅助方案	更改新辅方案
TNBC （初始化疗联合免疫调节治疗）	按既定方案	—	按既定方案	· 更改新辅方案 · 手术，术后更改辅助方案

[a] 新辅助后手术时机的界定，虽然缺乏统一标准，但应该重视动态监测，及时评估肿瘤的治疗反应，及时调整治疗策略，适时介入外科处置。本表中策略主要基于个别临床试验与专家投票，故证据级别较低，没有"推荐"级别的选择。

影像学评估体系参见附录 II A：RECIST v1.1 标准；联合免疫治疗的影像学疗效判断标准参见附录 III：iRECIST 标准目前国际上推荐使用 iRECIST 标准评估免疫治疗疗效，当下使用 RECIST 和 iRECIST 评估新辅助免疫治疗疗效都是合理的。

[b] 对可手术的激素受体阳性 HER2 阴性乳腺癌，新辅助化疗并非常规性优化选择，应直接手术，故不在此处讨论。

6.4 新辅助治疗的术后病理评估

病理完全缓解（pCR）

Total pCR（tpCR）：乳腺原发灶无浸润性癌且区域淋巴结无浸润性癌细胞；残留乳腺脉管内浸润性肿瘤或仅淋巴结内残余 ITC 均不能判定为 pCR；可以允许乳房原发病灶内有导管原位癌残留

Breast pCR（bpCR）：乳腺原发灶在新辅助治疗后无浸润性癌残留

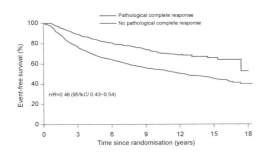

注：参考文献见本章参考文献 [1, 2]。

6.4 新辅助治疗的术后病理评估

Miller & Payne 系统 [a]

MP 分级	组织学改变
1 级	浸润癌细胞无改变或仅个别癌细胞发生改变，癌细胞数量总体未减少
2 级	浸润癌细胞轻度减少，但总数量仍高，癌细胞减少不超过 30%
3 级	浸润癌细胞减少介于 30%~90%
4 级	浸润癌细胞显著减少超过 90%，仅残存散在小簇状癌细胞或单个癌细胞
5 级	原肿瘤瘤床部位已无浸润癌细胞，但可存在导管原位癌

注：参考文献见本章参考文献 [3]。
[a] 对比新辅助治疗前粗针穿刺标本，评估治疗后乳腺标本中残余肿瘤的细胞丰富程度；但是 MP 系统不适合淋巴结的分级评估，建议同时增加对淋巴结的病理评估。

6.4 新辅助治疗的术后病理评估

RCB 系统（残余肿瘤负荷，residual cancer burden）

RCB 分级 [a]	评价标准
0	病理完全缓解（pCR）
I	少量肿瘤残余
II	中等量肿瘤残余
III	广泛肿瘤残余

RCB index

注：参考文献见本章参考文献 [4，5]。
[a] RCB 评分将 5 项病理参数输入网络计算器（www.mdanderson.org/breastcancer_RCB），获得 RCB 指数及对应的 RCB 分级，5 项参数分别为：①原发灶残余浸润性癌范围；②残余浸润性癌的肿瘤细胞密度；③导管原位癌所占比例；④阳性淋巴结个数；⑤淋巴结转移癌最大径。
RCB 系统适用于不同亚型乳腺癌新辅助治疗后的病理评估，RCB-0 和 RCB- I 患者无复发发生存率和总生存率均优于 RCB- III 的患者。

6.5 新辅助治疗的方案

	人群	推荐	考虑	可选
必选人群	激素受体阳性HER2 阴性	EC-T（wP）[6, 7], a, b	TEC	· TCb · TC
	HER2 阳性 c, d	T（wP）Cb+HP[g]	· EC-T（wP）+HP · 化疗 +H+ 吡咯替尼 [8]	· T（wP）+HP[9] · HP[9] · ECHP-THP[h]
	TNBC[e]	· ddEC-wP/ddP · T（wP）Cb ± 序贯蒽环（术前或后）[10, 11] · Pembro[f]+wPCb-EC[13, 14]	· EC-T（wP） · TEC	· EC-T（wP）Cb[12]
优选人群	HER2 阳性	· T（wP）Cb+HP · EC-T（wP）+HP	T（wP）+HP	—
	TNBC	· EC-wP · Pembro[f]+wPCb-EC[13, 14]	· EC-T · TEC · T（wP）Cb ± 序贯蒽环（术前或后）	· EC-T（wP）Cb

[a] 由于多柔比星（阿霉素）在国内基本被表柔比星（表阿霉素）取代，本精要版中以表柔比星取代多柔比星。脂质体剂型（脂质体阿霉素）在新辅助 / 辅助治疗中地位尚不明确。

[b] 为区分不同紫杉的应用，以 T 代表多西紫杉醇（多西他赛，Docetaxel），wP 代表每周紫杉醇，紫杉醇指常规紫杉醇或白蛋白紫杉醇，具体用法略有差异，参见附录。但是脂质体紫杉醇在新辅助 / 辅助治疗中地位尚不明确。

[c] 曲妥珠单抗生物类似药，可按照国内获批的说明书上适应证进行应用。

[d] 鉴于新辅助治疗期望获得最高 pCR 率和最大降期效果，HER2 阳性患者方案中建议常规曲妥珠联合帕妥珠。

[e] 对 BRCA1/2 致病性胚系突变患者，虽然单药铂类相较单药蒽环 / 紫杉的优势不明朗，但蒽环 / 紫杉 / 铂类三药联合较蒽环紫杉双药联合是优势方案。

[f] 目前国内适应证仅批准帕博利珠单抗用于肿瘤表达 PD-L1 综合阳性评分（CPS）≥ 20 的患者。

[g] 曲妥珠和帕妥珠曲妥珠单抗（皮下注射）可替代对应的单靶或双靶静脉注射；皮下制剂有着不同剂量和药物管理方法。

[h] 虽然曲妥珠单抗与蒽环联用可能会增加心脏毒性，但 TRYPHAENA、TRAIN-2 等研究证实了联用的可行性。

（1）NSABP B-27 随机Ⅲ期（入组时间 1995—2002 年，*n*=2 411）[6, 7]

研究设计：优效性

· 目的：可手术乳腺癌新辅助治疗策略—蒽环序贯紫杉（多西他赛）

· 入组对象：
  - $T_{1\sim3}N_{0\sim1}M_0$ 可手术乳腺癌
  - 新辅助治疗

· 分组：
  - Group 1：AC*4—手术（*n*=802）
  - Group 2：AC*4—T*4—手术（*n*=802）
  - Group 3：AC*4—手术—T*4（*n*=799）

首要终点：临床和病理肿瘤缓解率

· pCR 12.9%*vs*26.1%*vs*14.1%，*P*<0.001

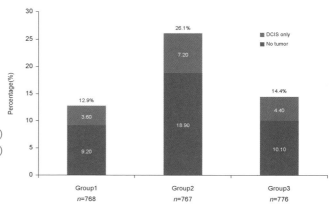

（2）PHEDRA 随机Ⅲ期（入组时间 2018—2021 年，$n=355$）[8]

研究设计：优效性

· 目的：HER2 阳性早期或局部晚期乳腺癌术前吡咯替尼 + 曲妥珠单抗 + 多西他赛方案新辅助治疗的有效性和安全性

· 入组对象：
  – HER2 阳性 $cT_{2\sim3}N_{0\sim3}M_0$
  – 新辅助治疗

· 分组：
  – 吡咯替尼 + 曲妥珠单抗 + 多西他赛化疗
  – 安慰剂 + 曲妥珠单抗 + 多西他赛化疗
  共 4 周期

首要终点：独立中心评定的整体 pCR（tpCR，$ypT_{0/is}$ ypN_0）

· pCR 41.0%（95% CI 34.0%~48.4%）ITT 人群

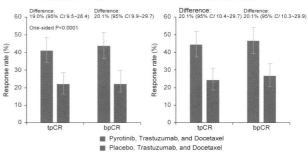

（3）NeoSphere 随机 II 期（入组时间 2006—2011 年，*n*=417）[9]

研究设计：优效性

· 目的：HER2 阳性新辅助治疗曲妥珠 + 帕妥珠（HP）
双靶能否较曲妥珠（H）单靶提升 pCR

· 入组对象：
- HER2 阳性早期
- 局部晚期
- 炎性乳腺癌

· 分组：
- 多西他赛（T）+H*4 疗程（*n*=107）
- 多西他赛（T）+P*4 疗程（*n*=107）
- 多西他赛（T）+HP*4 疗程（*n*=107）
- 无化疗，仅 HP*4 疗程（*n*=96）

首要终点：bpCR

· TH *vs* THP：*P*=0.014 1

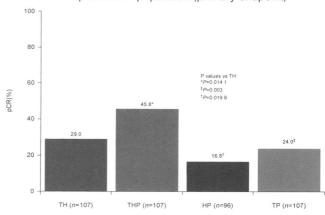

pCR in ITT population (primary endpoint)

（4）BrighTNess 随机 Ⅲ 期（入组时间 2014—2016 年，*n*=634）[10, 11]

研究设计：优效性

· 目的：TNBC 新辅助治疗联合 PARP 抑制剂能否提升 pCR

· 入组对象：
  - TNBC Ⅱ~Ⅲ 期
  - 新辅助治疗

· 分组：
  - PCb+Veliparib*4-AC*4
    （*n*=316）
  - PCb*4-AC*4（*n*=160）
  - P*4-AC*4（*n*=158）

首要终点：tpCR

· PARPi 未能在化疗基础上显著提升 pCR（53% *vs* 58%，*P*=0.357）

次要终点：EFS 和 OS

· EFS（中位随访 4.5 年）：78.2%（95% *CI* 73.5~83.2）*vs* 79.3%（95% *CI* 72.9~86.2），*HR*=1.12（95% *CI* 0.72~1.72，*P*=0.62）

· OS（中位随访 4.5 年）：88% *vs* 90%，*HR*=1.25（95% *CI* 0.70~2.24，*P*=0.46）

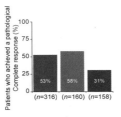

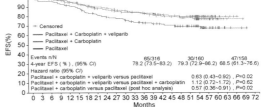

注：除此临床试验，GeparOLA（FASCHING P A, LINK T, HAUKE J, et al. Neoadjuvant paclitaxel/olaparib in comparison to paclitaxel/carboplatinum in patients with HER2-negative breast cancer and homologous recombination deficiency (GeparOLA study)[J]. Ann Oncol,2021,32(1):49-57. ）也未能证实 olaparib+ 紫杉醇优于卡铂 + 紫杉醇方案；而在 I-SPY2 适应性随机试验中，PARP 抑制剂对 TNBC 显示出良好疗效前景

（5）GeparSixto 随机 II 期（入组时间 2011—2013 年，$n=595$）[12]

研究设计：优效性

· 目的：TNBC 或 HER2 阳性新辅助治疗策略—紫杉（紫杉醇）蒽环（脂质体阿霉素，Myocet®）基础上联合铂类能否进一步提高 pCR

· 入组对象：
  - TNBC 或者 HER2+，II～III 期
  - 新辅助治疗

· TNBC 组：均联合贝伐单抗
  - PM*6（$n=157$）
  - PM+Cb*6（$n=158$）

首要终点：tpCR（$ypT_0\ ypN_0$）

· TNBC 亚群：$OR=1.94$，$P=0.005$

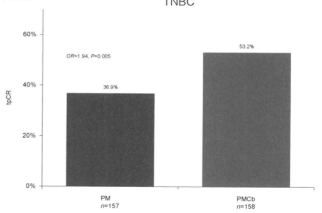

注：除此临床试验，CALGB40603 也证实铂类能进一步提高 TNBC 的 pCR。

（6）KEYNOTE-522 随机 Ⅲ 期（入组时间 2017—2019 年，*n*=1 174）[13, 14]

研究设计：优效性

· 目的：TNBC 中，免疫治疗能否在新辅助化疗基础上进一步提高缓解率及改善生存

· 入组对象：
  – TNBC，未经治疗
  – Ⅱ~Ⅲ 期
  – 评估 PD-L1，但入组不受 PD-L1 状态限制

· 分组与方法：
  – 新辅助化疗（PCb*4 周期续贯 AC*4 周期）联合 PD-1 单抗 Pembrolizumab，术后 9 周期 Pembrolizumab（*n*=784）
  – 新辅助化疗（同上）联合安慰剂，术后观察（*n*=390）
  – 双终点设计：EFS alpha=0.025
    tpCR alpha=0.025

首要终点：EFS 和 tpCR

· tpCR（ypT$_0$/T$_{is}$ ypN$_0$）差异：13.6%（95% *CI* 5.4%~21.8%），*P*<0.001

· 亚组分析：
  – PD-L1 阳性：差异 14.2%（5.3%~23.1%）
  – PD-L1 阴性：差异 18.3%（-3.3%~36.8%）

· EFS（中位随访 39.1 月）：84.5% (95% *CI* 81.7~86.9) *vs* 76.8% (95% *CI* 72.2~80.7)，HR=0.63（95% *CI* 0.48~0.82，*P*<0.001）

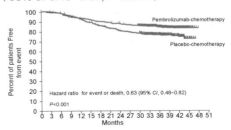

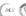

6.6 新辅助治疗的术后辅助治疗 [a]

亚型	残留情况	推荐	考虑	可选
HER2 阳性	pCR（MP_5 且 ypN_0）	HP	—	H
	非 pCR（MP_4 且 ypN_0）	T-DM1[15]	HP	H（P）+ 序贯 TKI（如奈拉替尼）
	非 pCR（MP_{1-3} 或 ypN+）	T-DM1[15]	HP+ 序贯 TKI（如奈拉替尼）[16, 17]	· T-DM1+P · T-DM1+ 序贯 TKI（如奈拉替尼）
TNBC	pCR	· 完成既定方案 · 若新辅助使用抗 PD-1（如 Pembro），继续使用满 1 年	—	—
	非 pCR	· 卡培他滨[18] · 若新辅助使用抗 PD-1（如 Pembro），继续使用满 1 年	gBRCA 突变者 PARPi（如奥拉帕利）[d]	其他未证明耐药的化疗方案[19], b
激素受体阳性 HER2 阴性	pCR	完成既定内分泌方案	—	—
	非 pCR	· 内分泌治疗 · 内分泌 +CDK4/6i（如阿贝西利）（高危患者）[20, 21]	gBRCA 突变者 PARPi（如奥拉帕利）（CPS+EG ≥ 3）[d]	口服化疗，如卡培他滨[18], c

[a] 至少 6 周期标准新辅助治疗后（若 HER2 阳性则抗 HER2 治疗 12 周及以上）。如前所述，新辅助抗 HER2 优选 HP 联合方案。

[b] 目前对于非 pCR 患者，探索其他静脉化疗如单药铂类的尝试未能证实铂类不劣于卡培他滨（ECOG-ACRIN EA1131 试验）。但是 GeparTrio 等纯新辅助研究也间接提示，在新辅 TAC*2 周期后不敏感患者换用 NX 等方案，可能带来生存获益。

[c] 可考虑针对 ER-Low（1%~10% 弱阳性）的患者使用。

[d] 对于国内尚未上市或未批准相关适应证的药物，临床实践需谨慎选择。

（1）KATHERINE 随机Ⅲ期（入组时间 2013—2015 年，*n*=1 486）[15]

研究设计：优效性

· 目的：HER2 阳性新辅后残余病灶的辅助优势方案

首要终点：iDFS（中位随访 41 月）

· *HR*=0.50（95% *CI* 0.39~0.64），*P*<0.001

· 入组对象：
 - $cT_{1\sim4}$，$cN_{0\sim3}$，M_0，HER2+
 - 新辅抗 HER2（≥ 9 周）
 - 新辅紫杉 ± 蒽环（共 ≥ 6 周期）
 - 肿瘤非 pCR 或 ypN+

· 分组与方法：
 - 曲妥珠 *14 周期（*n*=743）
 - T-DM1*14 周期（*n*=743）

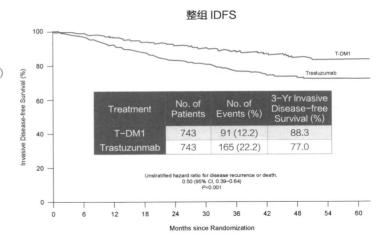

整组 IDFS

Treatment	No. of Patients	No. of Events (%)	3-Yr Invasive Disease-free Survival (%)
T-DM1	743	91 (12.2)	88.3
Trastuzunmab	743	165 (22.2)	77.0

Unstratified hazard ratio for disease recurrence or death,
0.50 (95% *CI*, 0.39~0.64)
P<0.001

（2）ExteNET 随机Ⅲ期（入组时间 2009—2011 年，*n*=2 840）[16, 17]

研究设计：优效性

· 目的：完成辅助抗 HER2 治疗 1 年后，使用奈拉替尼（Neratinib）辅助强化的价值

· 入组对象：
  - HER2 阳性早期乳腺癌
  - Stage Ⅰ~Ⅱ
  - 完成辅助 H*1 年

· 分组与方法：
  - 对照组：安慰剂 *1 年（*n*=1 420）
  - 实验组：奈拉替尼 *1 年（*n*=1 420）

· 其中 295 例为激素受体阳性新辅助后非 pCR

首要终点：iDFS（中位随访 8 年）

· 整组人群：*HR*=0.73（95% *CI* 0.57~0.92），*P*=0.008 3
· 非 pCR 亚组人群：*HR*=0.60（95% *CI* 0.33~1.07）

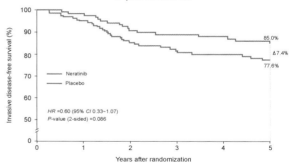

非 pCR 亚组人群

（3）CREATE-X 随机Ⅲ期（入组时间 2007—2012 年，*n*=910）[18]

研究设计：优效性

· 目的：HER2 阴性新辅后非 pCR 辅助强化

· 入组对象：

  – HER2 阴性Ⅰ~Ⅲ b 期

  – 新辅助治疗后非 pCR

  – 至少完成 4 周期新辅助化疗

· 分组与方法：

  – 卡培他滨 8 疗程（*n*=415）

  – 空白对照组（*n*=429）

首要终点：DFS

· *HR*=0.70（95% *CI* 0.53~0.92），*P*=0.01

次要终点：OS

· *HR*=0.52（95% *CI* 0.30~0.90）

· 亚组分析：

  – 激素受体阳性：*HR*=0.81, 95% *CI* 0.55~1.17

  – 激素受体阴性：*HR*=0.58, 95% *CI* 0.39~0.87

  – 激素受体与药物的交互性 *P*=0.21

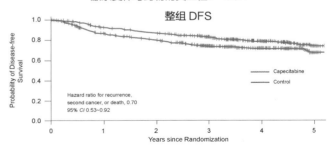

（4）GeparTrio 随机 III 期（入组时间 2002—2005 年，*n*=2 072）[19]

研究设计：优效性

· 目的：新辅助化疗中根据疗效评估调整方案是否有获益

· 入组对象：
  - 肿瘤 > 2 cm
  - 至少伴以下 1 个高危因素：年龄 < 36 岁，肿瘤 > 5 cm，ER 和 PgR 阴性，LN 阳性，肿瘤分级未分化

· 分组（所有患者先接受 TAC*2，评估后分有反应组和无反应组）：
  - 有反应组 1：TAC*6（含最初 TAC*2）
  - 有反应组 2：TAC*8
  - 无反应组 1：TAC*6
  - 无反应组 2：TAC*2-NX*4

首要终点：tpCR

· 有反应组 tpCR，无显著差异，*P*=0.27

次要终点：DFS（中位随访 62 月）

· 无反应组 TAC*2-NX*4 *vs* TAC*6，*HR*=0.59（95% *CI* 0.49~0.82），*P*=0.001

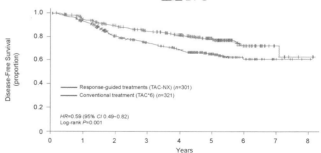

整组 DFS

（5）MonarchE 随机 Ⅲ 期（入组时间 2017—2019 年，*n*=5 637）[20, 21]

研究设计：优效性

· 目的：激素受体阳性，HER2 阴性高危患者的辅助内分泌强化策略

· 入组对象：
  - ≥ 4 枚阳性腋窝淋巴结（ALN）
  - 或 1~3 枚阳性 ALN 以及至少符合以下情况之一：
    (i) 肿瘤 ≥ 5 cm
    (ii) 组织学分级 3 级
    (iii) 中心实验室检测的 Ki-67 ≥ 20%

首要终点：iDFS（中位随访 19 月）

· 整组：*HR*=0.70（95% *CI* 0.59~0.82），*P*=0.000 9

· 新辅后人群亚组：*HR*=0.61（95% *CI* 0.47~0.80）

新辅后人群亚组

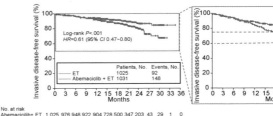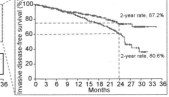

· 分组：
  - 标准内分泌治疗 + 阿贝西利 2 年（*n*=2 808）
  - 对照组为标准内分泌治疗（*n*=2 829）
  其中 37% 患者（*n*=2 056）接受了新辅助化疗；58% 患者接受辅助化疗

⑦ 浸润性乳腺癌辅助全身治疗

7.1 乳腺癌复发转移风险评估

危险度 [a]	判别要点	
	区域淋巴结转移	其他情况
低危	阴性	同时具备以下条件 [b]：pT ≤ 2 cm；组织学 I 级；LVI 阴性；HER2 阴性；年龄 >35 岁；ER/PgR 阳性 [c]；Ki-67 ≤ 20% 或实验室中位值
		ER 阳性 HER2 阴性时，不满足上述其他条件但多基因检测低危
中危	不符合低 / 高危定义的其他情况	
高危	1~3 枚阳性	ER/PgR 阳性且 HER2 阴性时，满足以下条件之一 [d]：组织学 III 级；pT>5 cm；多基因检测高危
		ER 阴性且 PgR 阴性；或 HER2 阳性
	≥ 4 枚阳性	任何情况

[a] 此表制定依据主要参考 2007 年 St. Gallen 共识和 Monarch E 研究，并结合 CBCS 专家投票结果。
[b] 此时可不做多基因检测（如 21 基因或 70 基因）。目前中国国内缺乏 Oncotype DX 等原研产品，多数实验室或病理科采用自制检测工具，不同单位之间的结果可能存在差异或分歧，因此，在需要参考多基因检测时，推荐使用原研产品，或具备相应资质实验室和病理科。
[c] 当 ER 阳性 PgR 阳性，或 ER1%~10% 阳性时，分子本质可能更接近于非腔面（non-Luminal）型，在风险判断与豁免化疗决策时宜慎重。
[d] 虽然 Ki-67 是乳腺癌复发的独立因素之一，但专家团对 pN₁ 伴高 Ki-67 即可判定高危的提法存在争议。虽然 pN₁ 伴高 Ki-67 是某些临床试验中激素受体阳性 HER2 阴性乳腺癌的高风险分类条件，但该分类法并不具有普适性。

7.2 可手术乳腺癌术后辅助化疗决策

复发风险度	激素受体阳性 HER2 阴性	HER2 阳性	TNBC
低危	豁免化疗	不适用	不适用
中危且 pN_0[b]	· T_3 及以上推荐化疗 · $T_{1b} \sim T_2$：考虑多基因检测工具 *，目前指导辅助化疗的主要是 21 基因 [1, 2] 或 70 基因 [3, 4] 检测 　-21 基因：年龄 >50 岁且 RS>25，推荐化疗 　-21 基因：年龄 ≤ 50 岁且 RS ≥ 16，推荐化疗 　-70 基因：临床高风险 [a] 且 70 基因高风险，推荐化疗 　-70 基因：临床高风险 [a] 且年龄 ≤ 50 岁且 70 基因低风险，考虑化疗 · $T_{1b} \sim T_2$：未接受基因检测，具有如下特征之一的可考虑化疗：ER 低表达组织学 3 级，LVI 阳性，年龄 ≤ 35 岁，高 Ki-67[c] · T_{1a}：原则上可豁免化疗，除非同时伴有多个风险因素个体化综合考虑	· T_{1c} 及以上推荐 · T_{1a-b} 考虑 [d] · T_{1mic} 原则上不考虑，需个体化 综合评估，如年龄，LVI，多灶与否等	· T_{1c} 及以上推荐 · T_{1a-b} 考虑 · T_{1mic} 原则上不考虑，需个体化 综合评估，如年龄，LVI，多灶与否等
中危且 pN_1	· 均推荐化疗 · 除非 T_{1-2} 且接受 21 基因或 70 基因检测时，如下结果才考虑豁免化疗： 　-21 基因：RS ≤ 11 的患者 [e] 　-70 基因：临床高风险 [a]，70 基因低风险且年龄 >50 岁的患者	不适用	不适用
高危	均推荐化疗	均推荐化疗	均推荐化疗

注：* 见第 106 页。
[a] 基于 Adjuvant! Online 简化版的评估 [3]。
[b] 一般情况下，病理淋巴结 ITC 处理同 pN_0，pN_{1mic} 处理同 pN_1。
[c] 专家组认为，目前尚无法通过单一 Ki-67 指标即可判定是否需要化疗，但 Ki-67 越高，化疗的指示性就越强。
[d] T_{1a} 时可考虑抗 HER2 单抗治疗，但是否联合静脉化疗尚无统一意见。具体方案参见分子亚型各论。
[e] 目前主要参照 WSG PLAN-B 试验的数据，虽然 RXPONDER 试验中期分析证实 pN_1 且 RS<25 的绝经后患者可能可以豁免化疗，但该研究结果尚待最终确认。

（1）乳腺癌多基因检测工具 [a]

多基因检测工具	检测基因	应用级别
Oncotype DX[b]	21 个基因（16 个肿瘤相关基因，5 个内参基因）	推荐
MammaPrint	70 个基因	推荐
Breast Cancer Index	11 个基因（2 个特异基因，5 个分级特征基因，4 个对照基因）	可选
EndoPredict	12 个基因（8 个目标基因，3 个标准化基因，1 个参考基因）	可选
PAM50	50 个分类裁定基因，5 个对照基因	可选

[a] 多基因检测工具有助于指导辅助化疗的决策，目前主要应用于激素受体阳性 /HER2 阴性的早期乳腺癌患者。
[b] 目前中国国内缺乏 Oncotype DX 原研产品，多数实验室或病理科采用自制检测工具，不同单位之间的结果可能存在差异或分歧，推荐使用具备相应资质实验室或病理科，并期待基于中国人群的检测数据。

（2）TAILORx 随机 III 期（入组时间 2006—2010 年，*n*=10 273）[1, 2]

研究设计：非劣效

- 目的：21 基因复发评分（RS）中危的乳腺癌患者是否可以豁免辅助化疗

- 入组对象：
  - 激素受体阳性，HER2 阴性
  - 腋窝淋巴结阴性
  - 肿瘤大小在 1.1~5.0 cm（或 0.5~1.0 cm 伴高危因素）

- 分组与方法：

RS 分组	≤ 10 分	11~25 分		≥ 26 分
数量	*n*=1 629	随机分配		*n*=1 737
		n=3 458	*n*=3 449	
治疗	单纯内分泌	单纯内分泌	化疗加内分泌	化疗加内分泌

首要终点：iDFS（中位随访 90 月）

- RS 11~25 分
  HR=1.08（95% *CI* 0.94~1.24），*P*=0.26
- 亚组分析：
  年龄 ≤ 50 岁且 RS ≥ 16 的患者可从化疗中获益

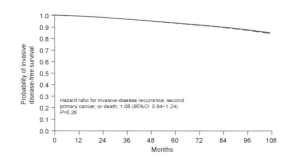

（2）TAILORx 随机 III 期（入组时间 2006—2010 年，*n*=10 273）[1, 2]

基于 Oncotype DX（21 基因）检测的 TAILORx 临床试验对辅助化疗的指导 [a]

RS 评分		推荐治疗
≤ 10 分		内分泌治疗
11~25 分	>50 岁	内分泌治疗
	≤ 50 岁	RS<16 分，内分泌治疗
		RS ≥ 16 分，化疗 + 内分泌
≥ 26 分		化疗 + 内分泌

[a] 21 基因检测主要用于指导激素受体阳性，HER2 阴性，区域淋巴结阴性乳腺癌患者的辅助化疗决策。

（3）MINDACT 随机 III 期（入组时间 2007—2011 年，n=6 693）[3, 4]

研究设计： 非劣效

· 目的：评估 70 基因检测对早期乳腺癌患者辅助化疗的决策效力

· 入组对象：
  - 18~70 岁
  - T_1，T_2，或可手术的 T_3，N_0/N_1
  - 术后辅助治疗患者

· 分组与方法：

基因风险评估	临床风险评估	
	高危	低危
高危	n=1 806 予以辅助化疗	n=592 随机接受 / 不接受化疗
低危	n=1 550 随机接受 / 不接受化疗	n=2 745 不予以辅助化疗

首要终点： DMFS（中位随访 8.7 年）

· 临床高危 / 基因低危患者：
  不化疗：5 年 DMFS=95.1%（95% CI 93.1~96.6）

· 亚组分析：
  年龄 ≤ 50 岁：HR=0.54（95% CI 0.30~0.98）
  年龄 >50 岁：HR=0.82（95% CI 0.55~1.24）

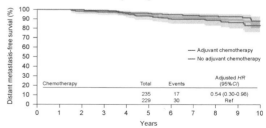

Clinical high-risk, genomic low-risk, aged 50 years or younger

（3）MINDACT 随机 Ⅲ 期（入组时间 2007—2011 年，*n*=6 693）[3, 4]

基于 MammaPrint 基因检测的 MINDACT 临床试验对辅助化疗的指导 a

基因风险评估	临床风险评估	
	高危	低危
高危	推荐化疗	豁免化疗（原则上不予 70 基因检测）
低危	· 年龄 >50 岁：可豁免化疗 · 年龄 ≤ 50 岁：与患者讨论风险 / 获益，不完全放弃化疗	豁免化疗（原则上不予 70 基因检测）

a 70 基因检测主要用于指导激素受体阳性，HER2 阴性，区域淋巴结 0~3 枚阳性，临床判断为高危的乳腺癌患者的辅助化疗决策。

（4）乳腺癌临床风险评估工具 Adjuvant!Online 简化版 [3]

Adjuvant!Online[a]

ER 状态	HER2 状态	组织分化	淋巴结状态	肿瘤大小	MINDACT 的临床风险
ER 阳性	HER2 阴性	分化良好 （G_1）	阴性	≤ 3 cm	低危
				3.1~5 cm	高危
			1~3 枚阳性	≤ 2 cm	低危
				2.1~5 cm	高危
		分化中等 （G_2）	阴性	≤ 2 cm	低危
				2.1~5 cm	高危
			1~3 枚阳性	任何大小	高危
		分化差 / 不分化 （G_3）	阴性	≤ 1 cm	低危
				1.1~5 cm	高危
			1~3 枚阳性	任何大小	高危

Adjuvant!Online

[a] 此处仅收录 ER 阳性 HER2 阴性部分的判断。

7.3 激素受体阳性 HER2 阴性乳腺癌辅助化疗策略

风险度分层[a]	推荐	考虑	可选
低危	豁免化疗	—	—
中危且 pN_0[b]	TC[5]	EC[6]	CMF
中危且 pN_1	· TC*6[7, 8] · EC-T（wP）	· TEC[9, 10] · TC	CEF-T[c]
高危	· EC-T（wP） · 剂量密集方案	TEC[9, 10]	—

[a] 参考本指南"乳腺癌复发转移风险评估"总表。

[b] 中危且淋巴结阳性患者，推荐行多基因检测等判断化疗必要性。建议参考"可手术乳腺癌术后辅助化疗决策"表来判断。

[c] 虽然 CEF-T 不再被 NCCN 指南推荐，该方案对中危患者依然是可选方案。根据 MASTER 试验（YU K D, LIU X Y, CHEN L, et al. Anthracycline-free or short-term regimen as adjuvant chemotherapy for operable breast cancer: a phase III randomized non-inferiority trial[J]. Lancet Reg Health West Pac,2021,11(1):100158.）在激素受体阳性 HER2 阴性的中危患者中，CEF*3-T*3 非劣效于 EC*4-T*4。临床实践中，根据 GIM-2 结果[11]，辅助 5-Fu（氟尿嘧啶）不增效，可予以免除。

（1）USO-9735 随机Ⅲ期（入组时间 1997—2000 年, *n*=1 016）[5]

研究设计: 优效性

· 目的: TC 是否优于 AC

· 入组对象:
  - 根治性手术后
  - 没有接受新辅助治疗
  - 分期 I~Ⅲ期浸润性癌
  - 肿瘤大小在 1~7 cm

· 分组与方法:
  - 试验组 TC*4（*n*=506）
  - 对照组 AC*4（*n*=510）

主要结果: 中位随访 7 年

· 首要终点: DFS
  HR=0.74 (95% *CI* 0.56~0.98), *P*=0.033

· 次要终点: OS
  HR=0.69 (95% *CI* 0.50~0.97), *P*=0.032

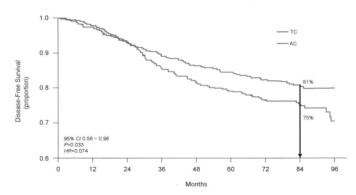

（2）AC 与 CMF 比较的 EBCTCG 荟萃分析（分析时间 2012 年，n=5 122）[6]

研究设计：入组 123 项随机研究

· 目的：比较不同化疗方案的优劣

· 入组对象：1973—2003 年启动的关于浸润性乳腺癌术后辅助化疗方案疗效的临床研究

· 分组与方法：
  - AC*4 周期组
  - CMF*6 周期组

主要结果：标准 4 周期 AC 和标准 CMF 是等效的

· 复发率：RR=0.99 (95% CI 0.90~1.08)，P=0.76

· 乳腺癌死亡率：RR=0.98 (95% CI 0.89~1.08)，P=0.67

· 更高强度的含蒽环方案如 CAF 或 CEF 较标准 CMF 更优（乳腺癌死亡率 RR=0.78，P=0.000 4）

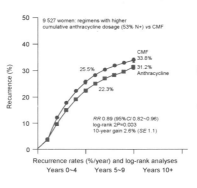

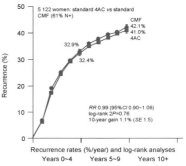

（3）ABC 临床试验联合分析 [a]（入组时间 2007—2013 年，*n*=4 242）[7]

研究设计：非劣效

· 目的：TC*6 是否非劣于 TaxAC

· 入组对象：

　-HER2 阴性早期乳腺癌

　- 年龄 ≤ 75 岁

　-LN 阳性，或高危 LN 阴性

　（高危定义：ER/PgR 阴性或 T>2 cm 或 G3
　或 RS 高危）

· 分组与方法：

　- 试验组 TC*6（*n*=2 125）

　- 对照组 TaxAC（*n*=2 117）

　- 非劣效性界值：*HR*<1.18

首要终点：iDFS（中位随访 3.3 年）

· *HR*=1.23 (95% *CI* 1.01~1.50), *P*=0.04

· 4 年 iDFS 试验组 TC*6 为 88.2%*vs* 对照组 TaxAC
  90.7%

　研究未能证实 TC*6 非劣效于 TaxAC

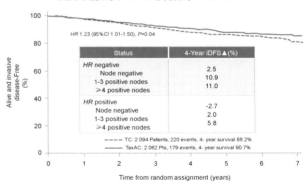

[a] 纳入三项设计相似的临床试验：USOR 06-090, NSABP B-46-I, NSABP B-49。

（4）WSG PLAN B 随机Ⅲ期（入组时间 2009—2011 年，*n*=2 449）[8]

研究设计：非劣效

· 目的：TC*6 是否非劣于 EC-T

· 入组对象：

  –HER2 阴性早期乳腺癌

  –年龄 ≤ 75 岁，$pT_{1~4}$

  –激素受体阴性时任何 LN 状态；或激素受体阳性且 LN 0~3 枚转移且 RS>11；或激素受体阳性且 LN 4 枚及以上转移

· 分组与方法：

  –试验组 TC (*n*=1 222)

  –对照组 EC-T (*n*=1 227)

  –非劣效性界值 DFS 差异 4.4% 以内

首要终点：DFS（中位随访 5 年）

· 整组：*HR*=1.004 (95% *CI* 0.776~1.299)

· 5 年 DFS：TC*6 89.6% (95% *CI* 87.8%~91.5%)

  EC-T 89.8% (95% *CI* 87.9%~91.6%)

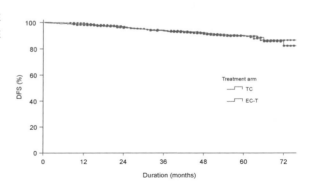

（5）蒽环与紫杉类比较的 EBCTCG 荟萃分析（分析时间 2023 年，n=11 167）[9]

研究设计：

· 目的：比较紫杉代替蒽环能否提高疗效

· 入组对象：2012 年前启动的相关随机对照研究获得
个体信息用于荟萃分析

· 分组与方法：
　- 紫杉 + 蒽环组
　- 蒽环组
　　两组间疗程相等

主要结果：复发率

RR=0.87 (95% CI 0.82~0.93), P<0.000 01

次要结果：OS

RR=0.88 (95% CI 0.82~0.95), P=0.001 1

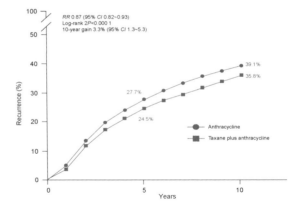

（6）BCIRG 005 随机Ⅲ期（入组时间 2000—2003 年，*n*=3 298）[10]

研究设计：优效性

· 目的：联合方案 TAC 和序贯方案 AC-T 哪个更好

首要终点：DFS（中位随访 65 个月）

整组：*HR*=1.0（95% *CI* 0.86~1.16），*P*=0.98

· 入组对象：

  -18~70 岁

  -cT$_{1~3}$N$_1$M$_0$ 可手术乳腺癌

  - 病理确认 LN 阳性

  -HER2 阴性

· 分组与方法：

  -TAC*6（*n*=1 649）

  -AC*4-T*4（*n*=1 649）

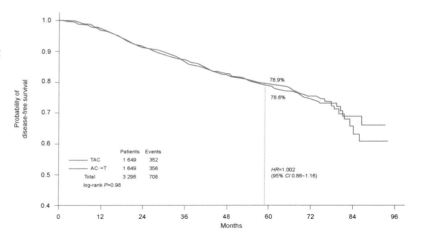

（7）GIM-2 随机Ⅲ期（入组时间 2003—2006 年，*n*=2 091）[11]

研究设计：优效性；1:1:1:1 2*2 设计
· 目的：联合 5-FU 是否增效；2 周密集方案是否优于
　3 周方案

· 入组对象：
　- 淋巴结阳性
　-18~70 岁
　- 根治术后

· 分组与方法：
　- 试验组 1 FAC*4-P*4 (*n*=544)
　- 试验组 2 ddAC-ddP*4 (*n*=502)
　- 试验组 3 ddFAC*4-ddP*4 (*n*=500)
　- 对照组 AC*4-P*4 (*n*=545)

首要终点：DFS（中位随访 15.1 年）
· 5-Fu 不增效：15 年 DFS FEC-P 组 55.4% (95%
　CI 52%~59%) *vs* EC-P 组 59.4% (56%~63%),
　P=0.11
· 密集方案增效：15 年 DFS 2 周组 61% (95% *CI*
　58%~65%) *vs* 3 周组 52.5% (49%~56%),
　P=0.000 4

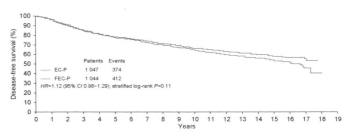

7.4 激素受体阳性乳腺癌辅助内分泌治疗策略（绝经前）

风险分层 [a]	初始治疗			延长治疗		
	推荐	考虑	可选	推荐	考虑	可选
低危	TAM 5 年 [12]	—	—	不延长	—	—
中危且 pN₀	推荐评估近期风险和治疗敏感性 [b]	· TAM 5 年 [12] · OFS+TAM 5 年 [14] · OFS+AI 5 年 [14]	TAM 序贯 AI	推荐评估远期风险和治疗敏感性 [c]	· 不延长 · 仍绝经前：TAM 5 年 [15] · 绝经后：AI 2~5 年 [16-18]	—
中危且 pN₁	OFS+AI 5 年 [14]	OFS+TAM 5 年 [14]	· TAM 5 年 · TAM 序贯 AI	· 仍绝经前：TAM 5 年 [15] · 绝经后：AI 2~5 年 [16-18]		不延长
高危 [d]	OFS+ET+CDK4/6i（如阿贝西利）[19], e, f	OFS+AI 5 年 [14]	· OFS+TAM 5 年 · gBRCA 突变者联合 PARPi（如奥拉帕利）（≥ pN₂ 且 HER2 阴性）	· 仍绝经前：TAM 5 年 [15] · 绝经后：AI 5 年 [16-18]	仍绝经前：OFS+AI 5 年	—

[a] 参考本指南 "乳腺癌复发转移风险评估" 总表。

[b] 中危且 pN₀ 患者，是否应用 OFS 需综合考虑年龄（如 <35 岁）、组织学（G₃）、脉管癌栓（阳性）、肿瘤大小（pT₃₋₄）等因素。临床实践中优先根据临床病理数据进行判断；不确定时借助 STEPP 工具 [21]。STEPP 分析通过 SOFT/TEXT 的回顾性数据开发，未经前瞻性验证。此外，内分泌敏感性也是重要的内分泌用药考量指标，当敏感性低（如 ER 1%~10% 低表达）时，内分泌强化或延长的证据不充分。

[c] 中危且 pN₀ 患者，是否延长，需充分考虑患者的远期复发风险、延长治疗获益、治疗敏感性、前期治疗充分性以及耐受性。不确定时可借助于 CTS5（clinical treatment score post-5 years）等模型。CTS5 通过 ATAC、BIG1-98 等临床试验数据开发，但未经前瞻性验证。

[d] 专家组认为单个 Ki-67 不能区分高危 Luminal 型患者。但在 CDK4/6i 相关研究中，高 Ki-67 可能是使用 CDK4/6i 的参考标志。

[e] CDK4/6i 辅助应用主要限于激素受体阳性、HER2 阴性乳腺癌，阿贝西利的辅助使用时间是 2 年。

[f] 在标准辅助内分泌治疗基础上增加 CDK4/6 抑制剂瑞波西利强化 3 年能显著降低复发风险，目前已报道初步数据，但尚未获批相应适应证。

7.5 激素受体阳性乳腺癌辅助内分泌治疗策略（绝经后）

风险分层[a]	初始治疗			延长治疗		
	推荐	考虑	可选	推荐	考虑	可选
低危	· AI 5 年 · TAM 5 年 [12]	TAM 序贯 AI	—	不延长	—	—
中危且 pN_0	AI 5 年 [13]	TAM 序贯 AI	TAM 5 年	推荐评估远期风险和治疗敏感性[b]	· 不延长 · 延长 AI 2~5 年 [20]	—
中危且 pN_1	AI 5 年 [13]	—	—	延长 AI 2~5 年 [20]	—	—
高危[c]	AI+CDK4/6i（如阿贝西利）[19], e, f	AI 5 年 [13]	gBRCA 突变者联合 PARPi（如奥拉帕利）（≥ pN_2 且 HER2 阴性）	延长 AI 5 年 [20]	延长 ET 10 年[d]	—

[a] 参考本指南"乳腺癌复发转移风险评估"总表。
[b] 中危且 pN_0 患者，是否延长，需充分考虑患者的远期复发风险、延长治疗获益、治疗敏感性、前期治疗充分性以及耐受性。不确定时可借助于 CTS5 等远期风险的预测模型[22]。CTS5 通过 ATAC、BIG1-98 等临床试验的回顾性数据开发，但未经前瞻性验证。
[c] 专家组认为单个 Ki-67 不能区分高低 Luminal 型患者。但在 CDK4/6i 相关性研究中，高 Ki-67 可能是使用 CDK4/6i 的参考标志。
[d] 虽然 MA.17R 提示 15 年内分泌治疗较 10 年用药有进一步获益，但主要获益来自降低对侧第二原发。15 年内分泌治疗应兼顾疗效和毒性，个体化实施。
[e] CDK4/6i 辅助应用主要限于激素受体阳性 HER2 阴性乳腺癌，阿贝西利的辅助使用时间是 2 年。
[f] 在标准辅助内分泌治疗基础上增加 CDK4/6 抑制剂瑞波西利强化 3 年能显著降低复发风险，目前已报道初步数据，但尚未获批相应适应证。

（1）TAM 辅助价值的 EBCTCG 荟萃分析（分析时间 2011 年，n=10 645)[12]

研究设计：入组 20 项随机研究

· 目的：探究 5 年 TAM 辅助内分泌治疗相比未行辅助内分泌的获益

· 入组对象：早期术后，ER 阳性，随机接受 5 年 TAM 辅助内分泌或者空白对照的临床研究

· 分组与方法：
  – 5 年 TAM 组
  – 空白对照组

主要结果：15 年乳腺癌复发风险和死亡风险

· 5 年 TAM 组 vs 对照组

复发率：RR=0.61 (95% CI 0.57~0.65)，P<0.000 01

乳腺癌死亡：RR=0.70 (95% CI 0.64~0.75)，P<0.000 01

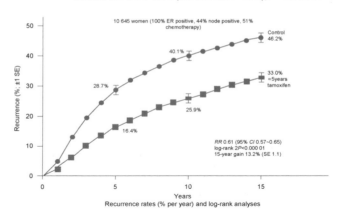

（2）辅助 AI 疗效的 EBCTCG 荟萃分析（分析时间 2015 年，n=31 920）[13]

研究设计：入组 9 项随机研究

· 目的：探究绝经后患者初始辅助内分泌的最佳治疗模式

· 入组对象：2005 年后启动的关于早期术后，绝经后，ER 阳性接受 5 年 AI 治疗，2~3 年 TAM 后序贯 AI 至 5 年以及 5 年 TAM 辅助内分泌治疗的随机研究

· 分组与方法：
　-5 年 AI 组
　-2~3 年 TAM 后序贯 AI 至 5 年组（序贯组）
　-5 年 TAM 组

主要结果：10 年乳腺癌复发风险

· AI vs TAM：RR=0.80 (95% CI 0.73~0.88)，P<0.000 01

· TAM-AI 序贯 vs TAM：RR=0.82 (95% CI 0.75~0.91)，P=0.000 01

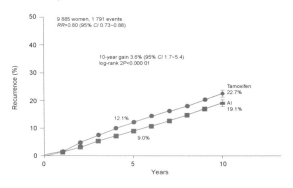

（3）SOFT 随机 III 期（入组时间 2003—2011 年，n=3 066）[14]

研究设计：优效性

· 目的：绝经前患者使用 OFS 联合内分泌是否优于单用他莫昔芬

· 入组对象：

　－绝经前

　－手术后 ≥ 12 周

　－无化疗或化疗后 ≤ 8 个月保持绝经前状态

· 分组与方法：

　－TAM *5 年（n=1 021）

　－OFS+TAM *5 年（n=1 024）

　－OFS+EXE *5 年（n=1 021）

首要终点：DFS（中位随访 8 年）

比较项		n	DFS	HR	95% CI
整组	T	1 018	78.9%	—	—
	OFS+TAM	1 015	83.2%	0.76	0.62~0.93
	OFS+EXE	1 014	85.9%	0.65	0.53~0.81
化疗亚组	T	542	71.4%	—	—
	OFS+TAM	542	76.7%	0.76	0.60~0.97
	OFS+EXE	544	80.4%	0.68	0.53~0.88

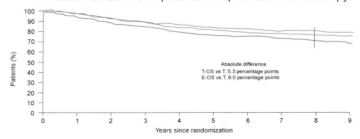

Disease-free survival in patients with previous chemotherapy

Absolute difference
T-OS vs T, 5.3 percentage points
E-OS vs T, 9.0 percentage points

（4）ATLAS 随机 Ⅲ 期（入组时间 1996—2005 年，*n*=6 846 例 ER 阳性人群）[15]

研究设计：优效性

· 目的：辅助 TAM 治疗 10 年是否优于标准 5 年治疗

· 入组对象：
  - 早期乳腺癌
  - 完成 TAM 约 5 年

· 分组与方法：
  - 对照组：观察 (*n*=3 418)
  - 试验组：继续 TAM 满 10 年 (*n*=3 428)

首要终点：复发率和乳腺癌死亡率（中位随访 7.6 年）

· 复发率 *RR*=0.84 (95% *CI* 0.76~0.94)，*P*=0.002
· 乳腺癌死亡率 *RR*=0.83 (95% *CI* 0.72~0.96)，*P*=0.01

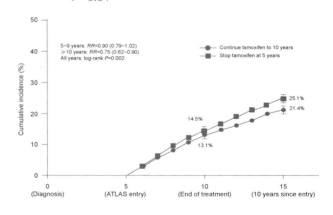

（5）MA.17 随机 III 期（入组时间 1998—2002 年，*n*=5 187）[16~18]

研究设计：优效性

· 目的：绝经后患者完成 5 年辅助 TAM 后继续使用来曲唑 (LET) 5 年是否更优

· 入组对象：
  - ER 和 / 或 PgR 阳性
  - 绝经后
  - 完成辅助 TAM*5 年

· 分组与方法：
  - 对照组：安慰剂 *5 年 (*n*=2 582)
  - 试验组：LET*5 年 (*n*=2 575)

首要终点：DFS（中位随访 64 个月）

· *HR*=0.68 (95% *CI* 0.56~0.83), *P*=0.000 1

· 次要终点：OS *HR*=0.98 (95% *CI* 0.78~1.22), *P*=0.828

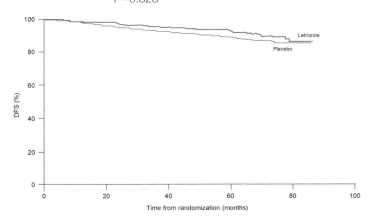

（6）MonarchE 随机 Ⅲ 期（入组时间 2014—2015 年 , *n*=5 637)[19]

研究设计：优效性

· 目的：阿贝西利 (Abema) 联合标准辅助内分泌治疗
  是否优于单用内分泌治疗

· 入组对象：
  - 激素受体阳性 HER2 阴性
  - pN$_2$; 或 pN$_1$ 时包含以下 1 项：T$_3$/G$_3$/
    Ki-67 ≥ 20%

· 分组与方法：
  - 标准内分泌 5~10 年 (*n*=2 829)
  - Abema 2 年 + 标准内分泌 5~10 年
    (*n*=2 808)

首要终点：iDFS（中位随访 27 个月）

· *HR*=0.70 (95 % *CI* 0.59~0.82), *P*<0.000 1

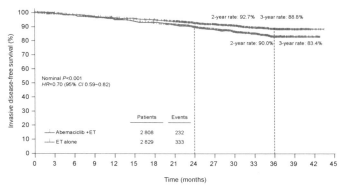

（7）NSABP B-42 随机Ⅲ期（入组时间 2006—2010 年，*n*=3 966)[20]

研究设计：优效性
· 目的：延长 AI 满 10 年是否优于 5 年标准治疗

首要终点：DFS（中位随访 6.9 年）
· *HR*=0.85（95% *CI* 0.73~0.999），*P*=0.048[a]

· 入组对象：
  - Ⅰ～ⅢA 期
  - 激素受体阳性
  - AI 已 5 年或者 TAM 序贯 AI 满 5 年

· 分组与方法：
  - 对照组：安慰剂 *5 年（*n*=1 983)
  - 实验组：来曲唑 *5 年（*n*=1 983)

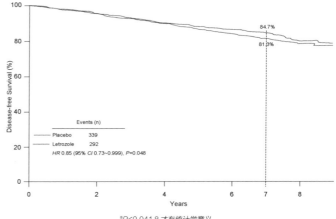

[a]*P*<0.041 8 才有统计学意义。

（8）辅助内分泌治疗决策辅助工具—STEPP[21]

辅助 OFS 参考：STEPP 分析工具
· 基于 SOFT/TEXT 数据建模

· 优点：
　- 提供是否 OFS 的参考
　- 立足前瞻性数据开发

· 缺点：
　- 纳入指标不够健全
　- 独立验证不够充分
　- 提供风险结果时不考虑敏感性

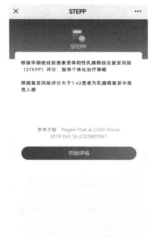

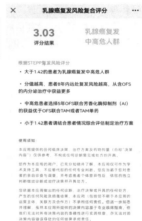

（9）辅助内分泌治疗决策辅助工具—CTS5[22]

延长内分泌治疗参考：CTS5 预测工具

· 计算 ER 阳性乳腺癌术后第 5~10 年风险

· 开发集：ATAC (*n*=4 735); 验证集：BIG 1~98 (*n*=6 711)

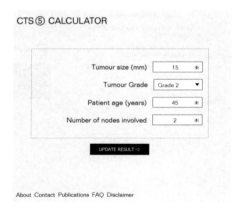

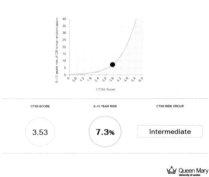

7.6 HER2 阳性乳腺癌辅助治疗策略

风险度分层[a]	初始治疗[b]			后续强化治疗		
	推荐	考虑	可选	推荐	考虑	可选
中危 ($pT_{1a}N_0$)[c]	缺乏高级别证据	wP+H[23, 24]	· TC+H · 个体化方案或临床研究（如口服化疗+H, H± 内分泌治疗）	—	—	—
中危 ($pT_{1b}N_0$)	缺乏高级别证据	· wP+H[23, 24] · TC+H	· TCbH · EC-T (wP)+H	—	—	—
中危 (pT_{1c} 及以上，N_0)[d]	· EC-T (wP)+H (P)[25, 26] · TCb+H (P)[27], g	TC+H	—	—	—	奈拉替尼[29]
高危（任何 pN_+）	· EC-T (wP)+HP[28] · TCb+HP[28]	—	—	奈拉替尼[29], e	—	其他 TKI[f]

[a] 参考本指南 "乳腺癌复发转移风险评" 总表。
[b] 曲妥珠单抗的生物类似药，可按照国内获批的说明书上适应证进行应用。
[c] T_{1mic} 原则上不考虑系统治疗，同时伴随多个风险因素如年轻、ER 阴性、多灶等时可考虑，具体方案参考 $T_{1a}N_0$。
[d] N_0 患者一般选择曲妥珠单抗单靶治疗，结合风险因素，酌情选择曲妥珠帕妥珠双靶方案。
[e] 辅助使用奈拉替尼对非常高危（如淋巴结转移 4 枚及以上）、激素受体阳性或前期治疗不充分（如仅曲妥珠单抗单靶）患者的价值可能更大，奈拉替尼的用药时长是 12 个月。
[f] 目前除奈拉替尼外，其他 TKI 均缺乏之前瞻性辅助证据；对未批准相关适应证的药物，临床实践需谨慎选择。
[g] 曲妥珠和帕妥珠曲妥珠单抗（皮下注射）可替代对应的单靶或双靶静脉注射；皮下制剂有着不同剂量和药物管理方法。

（1）APT 单臂 Ⅱ 期（入组时间 2007—2010 年，*n*=410）[23, 24]

研究设计：非劣效性

· 目的：HER2 阳性小肿瘤能否通过非蒽环类化疗联合靶向治疗获益

· 入组对象：
  - HER2 阳性早期乳腺癌
  - LN 阴性且 T<3 cm

· 分组与方法：
  - 单臂非随机，预设 3 年浸润性复发 >9.2% 为不可接受，若 <5% 为成功
  - 单周紫杉醇 *12 次 + 曲妥珠单抗 1 年

首要终点：iDFS（中位随访 10.8 年）

· 10 年 iDFS 91.3%（95% *CI* 88.3%~94.4%）

iDFS	Point Est (%)	95% *CI* (%)	No. of Events
3-yr	98.5	97.2~99.7	6
5-yr	96.3	94.4~98.2	14
7-yr	93.3	90.4~96.2	23
10-yr	91.3	88.3~94.4	31

（2）NSABP B-31&N9831 联合分析（入组时间 2000—2005 年，*n*=4 046）[25]

研究设计：优效性

· 目的：HER2 阳性辅助治疗加用曲妥珠单抗 (H) 的有效性和安全性

· 入组对象：
- HER2 阳性早期乳腺癌
- LN 阳性 (B-31)
- LN 阳性或 LN 阴性但有高危因素 (N9831)
- 高危因素：T>2 cm/ER 或 PR 阳性 /T>1 cm 且 ER 和 PR 阴性
- LVEF 正常

· 分组与方法：
- AC-T (*n*=2 018)
- AC-TH (H*1 年) (*n*=2 028)

首要终点：DFS（中位随访 8.4 年）

· *HR*=0.60 (95% *CI* 0.53~0.68), *P*<0.001

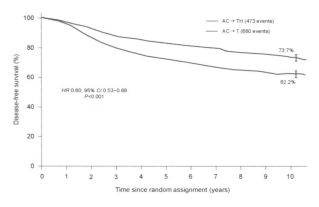

（3）HERA 随机 III 期（入组时间 2001—2005 年，*n*=5 081）[26]

研究设计：优效性

· 目的：HER2 阳性患者辅助治疗结束后，应用曲妥珠单抗 (H) 治疗是否能改善预后

· 入组对象：
  - HER2 阳性早期乳腺癌
  - 完成局部治疗及至少 4 周期的化疗
  - pN+, 或 pN$_0$ 且 T>1 cm
  - LVEF ≥ 55%

· 分组与方法：
  - H*2 年组 (*n*=1 694)
  - H*1 年组 (*n*=1 694)
  - 对照组 (*n*=1 693)

首要终点：DFS（中位随访 11 年）

· 1 年组 *vs* 对照组 *HR*=0.76 (95% *CI* 0.68~0.86), *P*<0.001

· 2 年组 *vs* 对照组 *HR*=0.77 (95% *CI* 0.69~0.87), *P*<0.001

· 2 年组 *vs* 1 年组 *HR*=1.02 (95% *CI* 0.89~1.17)

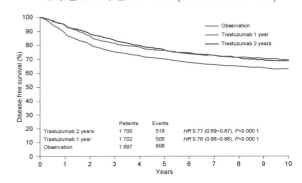

（4）BCIRG-006 随机Ⅲ期（入组时间 2001—2004 年，n=3 222)[27]

研究设计：优效性

· 目的：探索 HER2 阳性早期乳腺癌中非蒽环类化疗联合曲妥珠单抗的有效性和安全性

· 入组对象：
  - HER2 阳性早期乳腺癌
  - pN+; 或 pN$_0$ 但伴高危因素 [a]

· 分组与方法：
  - AC-T (n=1 073)
  - AC-TH (n=1 074)
  - TCbH (n=1 075)

首要终点：DFS（中位随访 65 个月）

方案	5 年 DFS	HR	P 值 (vs AC-T)
AC-T	75%	1	—
AC-TH	84%	0.64	<0.001
TCbH	81%	0.75	0.04

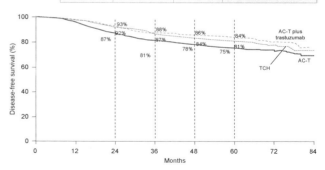

[a] 高危因素：T>2 cm/ 激素受体阴性 / 组织学分级 2~3 级 / 年龄 <35 岁。

（5）APHINITY 随机 Ⅲ 期（入组时间 2011—2013 年，*n*=4 805）[28]

研究设计：优效性

· 目的：探索 HER2 阳性早期乳腺癌中曲妥珠 + 帕妥珠珠双靶较单靶治疗的优势

· 入组对象：

　－HER2 阳性早期乳腺癌

　－pN+；或 pN_0 且 T>1 cm

　－pN_0 且 T_{1b} 伴高危因素：G_3/ 激素受体阴性 /35 岁以下

· 分组与方法：

　－ 化疗 + 曲妥 + 安慰剂 (*n*=2 405)

　－ 化疗 + 曲妥 + 帕妥 (*n*=2 400)

首要终点：iDFS（中位随访 45.4 个月）

· *HR*=0.81 (95% *CI* 0.66~1.00)，*P*=0.045

· 亚组分析：

　－pN+: 0.77 (0.62~0.96)，*P*=0.02

　－pN−: 1.13 (0.68~1.86)，*P*=0.64

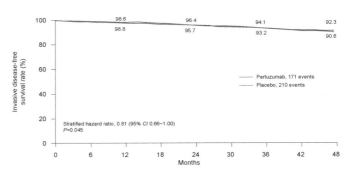

（6）ExteNET 随机 Ⅲ 期（入组时间 2009—2011 年, *n*=2 840）[29]

研究设计：优效性

· 目的：已完成辅助抗 HER2 治疗后 2 年内（方案后续修订为 1 年内）使用奈拉替尼辅助强化的价值

· 入组对象：
- HER2 阳性早期乳腺癌
- Stage Ⅰ～Ⅲ c
- 已完成辅助曲妥珠 *1 年

· 分组与方法：
- 对照组：安慰剂 *1 年 (*n*=1 420)
- 实验组：奈拉替尼 *1 年 (*n*=1 420)

首要终点：iDFS（中位随访 5.2 年）

· 整组：*HR*=0.73 (95% *CI* 0.57~0.92), *P*=0.008 3

· 亚组分析：
- 激素受体阳性：*HR*=0.60 (95% *CI* 0.43~0.83)
- 激素受体阴性：*HR*=0.95 (95% *CI* 0.66~1.35)
- 激素受体状态与药物的交互性, *P*=0.063

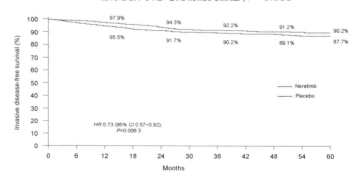

7.7 三阴性乳腺癌辅助化疗策略

风险度分层[a]	初始治疗			后续强化治疗		
	推荐	考虑	可选	推荐	考虑	可选
中危 ($pT_{1a-b}N_0$)	缺乏高级别依据	TC*4-6	· EC · EC-T (wP)	—	—	—
中危 ($pT_{1c}N_0$)	EC-wP[30]	· EC-T · TEC · TC*4-6	T (wP)Cb[33], b	—	—	—
中危 (pT_2 及以上，N_0)	EC-wP[30]	· EC-T · TEC · TC*6	T (wP)Cb[33], b	—	卡培他滨[c]	gBRCA 突变者 PARPi（如奥拉帕利）[35], d
高危（任何 pN+）	· ddEC-wP/ddP[31, 32] · EC-wP	· EC-T · TEC	· EC-T (wP)Cb · TX-CEX	卡培他滨[34]	—	gBRCA 突变者 PARPi（如奥拉帕利）[35], d

[a] 参考本指南"乳腺癌复发转移风险评估"总表。
[b] 对于 pT_{1c} 以上及 pN+，建议蒽环联合紫杉，当存在蒽环禁忌时，可考虑紫杉联合铂类方案。
[c] 辅助卡培他滨优选用法为节拍用法或标准用法，用药时长为 6~12 个月。
[d] 对于国内尚未上市或未批准相关适应证的药物，临床实践需谨慎选择。

(1) ECOG1199 随机 Ⅲ 期（入组时间 1999—2002 年，*n*=4 095）[30]

研究设计：优效性

· 目的：比较紫杉醇 (P) *vs* 多西紫杉醇 (D) 三周 (P3, D3) *vs* 单周 (P1, D1) 的疗效差异

· 次要目的：
  - 比较 P1, D3, D1 *vs* P3

· 入组对象：
  - $T_{1-3}N_{1-2}$ 或高危 $T_{2-3}N_0$ 术后患者

· 分组与方法：
  - AC*4-P*4 (P3 组，*n*=1 253)
  - AC*4-P*12 (P1 组，*n*=1 231)
  - AC*4-D*4 (D3 组，*n*=1 236)
  - AC*4-D*12 (D1 组，*n*=1 230)

首要终点：DFS（中位随访 63.8 个月）

· 整组：每周紫杉醇优于三周紫杉醇 *HR*=0.84，*P*=0.011

· 整组：三周多西他赛优于三周紫杉醇 *HR*=0.79，*P*=0.001

· TNBC 亚组：每周紫杉醇最优，*HR*=0.69 (95% *CI* 0.52~0.91)，*P*=0.010

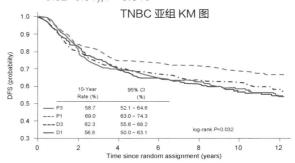

TNBC 亚组 KM 图

	10-Year Rate (%)	95% *CI* (%)
P3	58.7	52.1 ~ 64.6
P1	69.0	63.0 ~ 74.3
D3	62.3	55.6 ~ 68.2
D1	56.8	50.0 ~ 63.1

log-rank *P*=0.032

（2）CALGB9741 随机 III 期（入组时间 1997—1999 年，*n*=1 973）[31]

研究设计：优效性

· 目的：两周密集方案是否优于三周方案

· 入组对象：术后，淋巴结阳性

· 分组与方法：
  I：A*4 → P*4 → C*4, 每 3 周 1 次 (*n*=484)
  II：A*4 → P*4 → C*4, 每 2 周 1 次 (*n*=493)
  III：AC*4 → P*4, 每 3 周 1 次 (*n*=501)
  IV：AC*4 → P*4, 每 2 周 1 次 (*n*=495)

首要终点：DFS（中位随访 36 个月）

· 剂量密集：两周方案 *vs* 三周方案
  RR=0.74 (95% *CI* 0.59~0.93)，*P*=0.01

· 用药顺序：联合 *vs* 序贯
  RR=0.93 (95% *CI* 0.75~1.18)，*P*=0.58

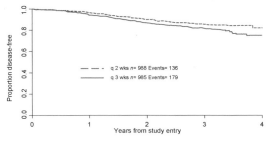

Disease-free survival by density

（3）剂量密集方案的 EBCTCG 荟萃分析（分析时间 2019 年, *n*=37 298）[32]

研究设计：RCT 荟萃分析

· 目的：两周密集方案相较于三周方案是否优效

· 入组对象：
  - 截至 2018 年的 26 个临床试验
  - 早期乳腺癌术后辅助治疗
  - 纳入 37 298 名受试者

· 分组与方法：
  - 剂量密集方案
  - 常规标准方案

主要结果：乳腺癌复发率和死亡率

· 整组 26 项研究 (*n*=37 298) 剂量密集 *vs* 标准方案
  - 复发：*RR*=0.86 (95% *CI* 0.82~0.89), *P*<0.000 1
  - 乳腺癌死亡：*RR*=087 (95% *CI* 0.83~0.92), *P*<0.000 1

· 7 项研究 (*n*=10 004) 两周方案 *vs* 三周方案
  - 复发：*RR*=0.83 (95% *CI* 0.76~0.91), *P*<0.000 1
  - 乳腺癌死亡：*RR*=0.86 (95% *CI* 0.77~0.96), *P*=0.005

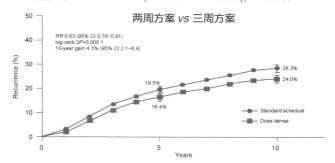

（4）PATTERN 随机 III 期（入组时间 2011—2016 年，n=647)[33]

研究设计：优效性
· 目的：紫杉含铂方案是否优于传统蒽环紫杉联合方案

· 入组对象：
  - TNBC 术后
  - 18~70 岁
  - pN+; 或 pN$_0$ 伴 pT$_{1c}$ 以上

· 分组与方法：
  - 对照组 CEF-T (n=322)
  - 研究组 PCb*6 (n=325)

首要终点：DFS（中位随访 62 个月）
· 整组：HR=0.65 (95% CI 0.44~0.96), P=0.03
· 亚组：BRCA 突变 HR=0.44, P=0.14
· 同源重组修复 (HRR) 基因突变：HR=0.39, P=0.04

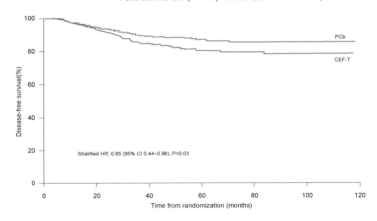

（5）SYSUCC-001 随机 Ⅲ 期（入组时间 2016—2020 年 , n=443)[34]

研究设计：优效性

· 目的：对于早期 TNBC, 常规化疗后用小剂量节拍
  卡培他滨维持治疗的疗效及安全性

· 入组对象：

  – $T_{1b\sim3}N_{0\sim3c}M_0$

  – 术后 TNBC, 并接受常规放化疗

  – 无内乳淋巴结及锁骨上淋巴结转移

· 分组与方法：

  – 卡培他滨 650 mg/m^2 bid 1 年 (n=222)

  – 对照组观察 (n=221)

主要结果：5 年 DFS（中位随访 61 个月）

· HR=0.64 (95% CI 0.42~0.95), P=0.03

· 5 年 DFS 研究组 82.8% vs 对照组 73.0%

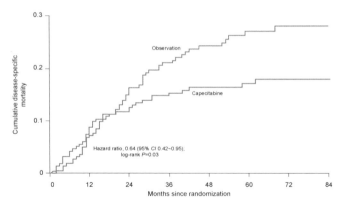

（6）OlympiA 随机Ⅲ期（入组时间 2014—2019 年，*n*=1 836）[35]

研究设计：优效性

· 目的：*BRCA1/2* 胚系突变患者加用奥拉帕利 (Olaparib) 是否改善预后

· 入组对象：

-*BRCA* 致病性突变乳腺癌

- 术后，常规化疗后（至少 6 疗程）

- 若 TNBC：$\geq pT_2$，或 $\geq pN_1$，或新辅助后 non-pCR

- 若激素受体阳性 HER2 阴性：$\geq pN_2$，或新辅助后 CPS+EG ≥ 3

· 分组与方法：

- 奥拉帕利 (*n*=921)

- 安慰剂 (*n*=915)

首要终点：iDFS（中位随访 2.5 年）

· 3 年 iDFS 85.9% *vs* 77.1%

· *HR*=0.58 (99.5% *CI* 0.41~0.82)，*P*<0.001

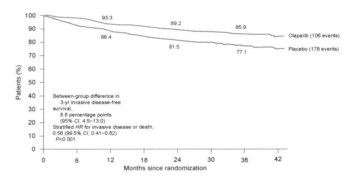

8 进展期乳腺癌的治疗

8.1 进展期乳腺癌的定义和基本诊疗原则

序号	基本内容
1	定义：进展期乳腺癌（ABC）包括当下不可进行根治性手术的局部进展期乳腺癌（LABC）和转移性乳腺癌（MBC），属于可治疗但通常不可治愈的疾病。其治疗的主要目标是延缓疾病进展、延长生存时间、改善患者生活质量
2	尽可能在决定治疗方案前对复发或转移部位进行活检，尤其是孤立性病灶，以明确诊断和重新评估受体状态
3	局部治疗在初治为IV期乳腺癌中的价值还不明确。只有当全身药物治疗取得较好的疗效时或局部疼痛及压迫症状明显时，才可考虑姑息性的局部治疗，以巩固全身治疗效果或缓解症状
4	局部及区域复发而没有远处转移的患者，对于经过全面评估后认为具有潜在根治性机会并适合局部治疗的，应当给予局部治疗
5	ABC 应根据 ER、PgR、HER2 状态，结合分型、相关生物标志物、前期治疗的敏感性、循证医学证据和药物可获得性等给予不同的治疗 [a]
6	考虑 HER2 表达状态在乳腺癌病程中存在动态变化，对原先 HER2 零表达患者，建议再次活检以重新评估 HER2 表达水平

[a] 虽然国际上 ABC 新药研发和应用进展迅速，但对于国内尚未上市或未批准相关适应证的药物，临床实践需谨慎选择。

8.2 激素受体阳性 HER2 阴性 MBC 的治疗原则

序号	基本内容
1	激素受体阳性 (HR+) 指 ER 和 / 或 PgR 阳性且 ≥ 10% 的肿瘤细胞核着色。激素受体阳性 HER2 阴性晚期乳腺癌，即使存在内脏转移，伴或不伴有内脏危象[a]，内分泌联合靶向或内分泌为基础的治疗仍然是优选的治疗方案。对于激素受体 1%~10% 核着色者，如临床病程发展缓慢，也可以试用内分泌为基础的治疗
2	内分泌治疗获益的患者，应尽可能持续治疗至病情进展，但需要注意评估疗效和耐受性。内分泌为基础的治疗有多种选择，可以依次进行，尽量延长患者至化疗的时间
3	绝经前患者内分泌治疗，建议在卵巢功能抑制的基础上（主要使用 LHRH-a 或手术去势），参照绝经后乳腺癌患者内分泌治疗策略
4	不常规推荐内分泌和化疗联合使用
5	后线内分泌药物的选择应结合既往内分泌治疗用药及治疗疗效，尽量不重复使用既往使用过并证实为耐药的药物
6	晚期乳腺癌内分泌治疗排序的优化取决于既往内分泌用药及疗效、肿瘤当前负荷、药物可及性及患者的选择等多个因素

[a] 内脏危象定义：由症状、体征、实验室检查及疾病快速进展确认的数个脏器功能异常。内脏危象并非单纯指存在内脏转移，而指危重的内脏情况需快速有效治疗，从而控制疾病进展，尤其指进展后就会失去化疗机会的情况。

8.3 激素受体阳性 HER2 阴性 MBC 的人群区分

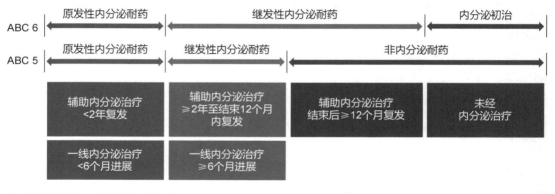

注:内分泌耐药的发生是一个连续的过程。ABC6 (The 6th International Consensus Conference for Advanced Breast Cancer) 的定义主要用于临床研究,日常临床实践建议参考但不强制,部分临床研究和临床实践实施时仍参考 ABC5 的定义。

8.4 激素受体阳性 HER2 阴性 MBC 的治疗策略 (按 ABC5 定义)

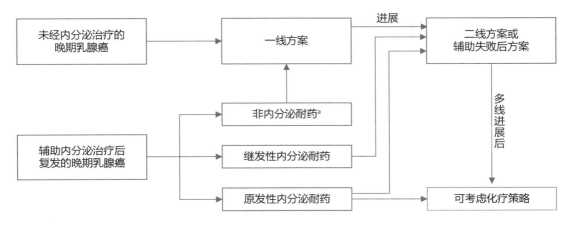

注：参考文献见本章参考文献 [1, 2]。
[a] 非内分泌耐药, 这里指辅助内分泌治疗结束后 ≥ 12 个月出现复发。

8.5 激素受体阳性 HER2 阴性 MBC 的治疗方案 [a,b]

分层			推荐	考虑	可选
一线 [c]	—		CDK4/6i+（AI[3-6] 或 FUL[7] 或 TAM）	· FUL [8],d · AId	TAM
二线及后线方案	既往未使用过 CDK4/6i	TAM 失败	CDK4/6i+（AI 或 FUL[9, 10]）	· FUL · AI	—
		非甾类（甾类）AI 失败	CDK4/6i+ [FUL 或甾类（非甾类）AI]	FUL	甾类（非甾类）AI
		FUL 失败	CDK4/6i+AI	AI	TAM
	既往使用过 CDK4/6i[e]		· EVE+ 更换 ET[11, 12] · 德曲妥珠单抗（HER2 低表达）（至少一次或以上化疗）	· 戈沙妥珠单抗（至少一次或以上化疗） · Alpelisib（PIK3CA 突变）+ 更换 ET[13] · 西达本胺 + 更换 ET · CDK4/6i 跨线 + 更换 ET · 化疗策略（单药或联合）	· PARPi ·（gBRCA1/2 突变） · 醋酸甲地孕酮 · 艾拉司群 · AKTi+ 更换 ET

[a] 本表 AI 和 FUL 均在绝经后状态下使用，绝经前患者经药物或手术去势后可视为绝经后状态。TAM 在绝经前后患者中均可使用，但联合 CDK4/6i 时如处在绝经前，建议联合药物去势。

[b] 表中 CDK4/6i 包括哌柏西利、阿贝西利、瑞波西利和达尔西利，建议按照国家药品监督管理局审批的适应证使用。目前缺乏这几种 CDK4/6i 头对头比较的数据，当前随访时间最长、长期安全性数据最成熟的是哌柏西利。

[c] 辅助内分泌治疗结束后≥ 12 个月复发的，理论上后续依然可使用辅助内分泌药物；但实际临床操作中尽量选择未使用过的药物。对于存在内脏危象或亟需快速控制症状的患者，如预计内分泌治疗效果不佳，一线也可直接选择联合化疗。

[d] 对某些肿瘤负荷相对较低、转移灶数目有限的晚期患者，单药 FUL 或 AI 也能获得较长 PFS。因此当 CDK4/6i 可及性差时，FUL、AI 甚至 TAM 可作为一种选择。

[e] 对于辅助使用过 CDK4/6i 强化的患者，复发后再次使用目前尚缺乏证据；原则上优先考虑内分泌治疗，二线及以上失败后方考虑 ADC 药物和化疗。

（1）PALOMA-2 随机Ⅲ期（入组时间 2013—2016 年，*n*=666)[3, 4]

研究设计：优效性

· 目的：验证 Palbociclib+ 来曲唑一线治疗绝经后 ER 阳性 HER2 阴性 ABC 的疗效

· 入组对象：
 - 绝经后 ER 阳性 HER2 阴性 ABC
 - 晚期一线治疗
 - 针对进展期疾病治疗过

· 分组与方法：
 -Palbo+ 来曲唑 (*n*=444)
 - 安慰剂 + 来曲唑 (*n*=222)

首要终点：PFS（中位随访 38 个月）

· *HR*=0.56 (95% *CI* 0.46~0.69), *P*<0.000 1

· PFS 27.6 个月 *vs* 14.5 个月

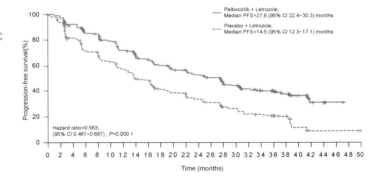

（2）MONARCH-3 随机 III 期（入组时间 2014—2015 年, *n*=493)[5, 6]

研究设计：优效性

· 目的：Abemaciclib+NSAI 一线治疗绝经后激素受体
阳性 HER2 阴性 ABC 的疗效

· 入组对象：

  – 绝经后激素受体阳性 HER2 阴性 ABC

  – 进展性疾病尚未经过系统性治疗

  – 辅助内分泌治疗完成后 DFI 超过 1 年

· 分组与方法：

  – 对照组：NSAI+ 安慰剂 (*n*=165)

  – 实验组：NSAI+Abema (*n*=328)

首要终点：PFS（中位随访 26.73 个月）

· *HR*=0.540 (95% *CI* 0.418~0.698), *P*=0.000 002

· PFS 28.18 个月 *vs* 14.76 个月

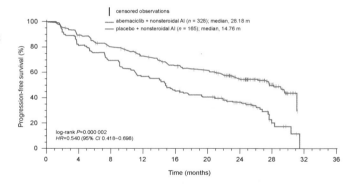

（3）MONALEESA-3 随机 Ⅲ 期（入组时间 2015—2016 年 , n=726)[7]

研究设计：优效性

· 目的：激素受体阳性 HER2 阴性 ABC 中氟维司群 (FUL) 联合 Ribociclib 的疗效

· 入组对象：

  - 激素受体阳性 HER2 阴性 ABC
  - 既往无内分泌治疗或 ≤ 1 线既往内分泌 治疗晚期疾病

· 分组与方法：

  -Ribo+FUL (n=484)
  - 安慰剂 +FUL (n=242)

首要终点： PFS（中位随访 20.4 个月）

· HR=0.593 (95% CI 0.48~0.732), P<0.001

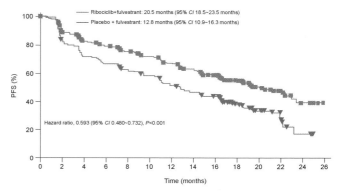

注：MONALEESA-3 于 2020 年报道了 OS 数据，并更新了 PFS 数据；鉴于 2018 年报告已达到 PFS 预设终点，以 2018 年的 PFS 结果为准。

（4）FALCON 随机Ⅲ期（入组时间 2012—2014 年，*n*=462）[8]

研究设计：优效性

· 目的：绝经后激素受体阳性 HER2 阴性未接受过内
  分泌治疗的 ABC，一线氟维司群 (FUL) 的疗效

· 入组对象：
  – 绝经后激素受体阳性 HER2 阴性 ABC
  – 既往均未接受过内分泌治疗，但允许接受
    一线化疗

· 分组与方法：
  –FUL (*n*=230)
  –ANA (*n*=232)

首要终点：PFS

· *HR*=0.797 (95% *CI* 0.637~0.999)，*P*=0.048 6

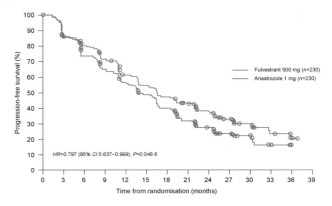

（5）PALOMA-3 随机 Ⅲ 期（入组时间 2013—2014 年，*n*=521）[9, 10]

研究设计：优效性

· 目的：内分泌治疗后进展的激素受体阳性 HER2 阴性 ABC，二线使用 FUL 联合 Palbo 的疗效

· 入组对象：

- 激素受体阳性 HER2 阴性 ABC
- 绝经前 / 围绝经期 / 绝经后
- 既往内分泌治疗进展
- ≤ 1 次既往化疗

· 分组与方法：

- Palbo+FUL（*n*=347）
- 安慰剂 +FUL（*n*=174）

首要终点：PFS（中位随访 8.9 个月）

· *HR*=0.46（95% *CI* 0.36~0.59），*P*<0.000 1

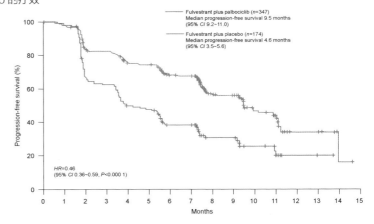

（6）BOLERO-2 随机Ⅲ期（入组时间 2009—2011 年，*n*=724）[11, 12]

研究设计：优效性

· 目的：激素受体阳性 HER2 阴性 ABC，NSAI 治疗进展后，二线使用依西美坦（EXE）联合依维莫司（EVE）的疗效

· 入组对象：

- 绝经后激素受体阳性 HER2 阴性 ABC
- 来曲唑或阿那曲唑治疗后复发或进展

· 分组与方法：

-EVE+EXE（*n*=485）
- 安慰剂 +EXE（*n*=239）

首要终点： PFS（中位随访 18 个月）

· *HR*=0.45（95% *CI* 0.38~0.54），*P*<0.000 1

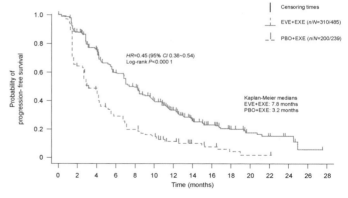

(7) SOLAR-1 随机 III 期 (入组时间 2015—2017 年, *n*=341)[13]

研究设计:优效性

· 目的:激素受体阳性 HER2 阴性 ABC,既往内分泌治疗进展后,PI3K 抑制剂 Alpelisib 联合氟维司群的疗效

· 入组对象:
  - 既往 AI 治疗期间 / 之后发生进展
  - 明确的肿瘤 *PIK3CA* 突变

· 分组与方法:
  - 肿瘤均有 *PIK3CA* 突变
  - Alpelisib+ 氟维司群 (*n*=169)
  - 安慰剂 + 氟维司群 (*n*=172)

首要终点:PFS (中位随访 20 个月)

· *HR*=0.65 (95% *CI* 0.50~0.85), *P*<0.001
· PFS 11.0 个月 *vs* 5.7 个月

Cohort with *PIK3CA*-mutated cancer

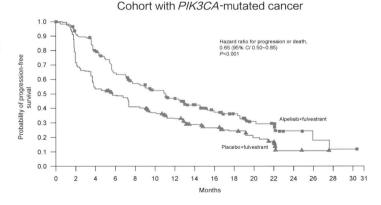

8.6 HER2 阳性 MBC 的治疗原则

序号	基本内容
1	原发灶和转移灶之间可能存在 HER2 结果不一致。考虑 HER2 状态的异质性,即使转移灶 HER2 转阴,不排斥继续谨慎选择抗 HER2 治疗并监测疗效
2	国内外批准 HER2 阳性晚期乳腺癌适应证的抗 HER2 药物按作用机制分为三大类:大分子单克隆抗体,小分子 TKI,ADC 药物。持续的抗 HER2 治疗是 HER2 阳性晚期乳腺癌重要的治疗原则
3	曲妥珠单抗的生物类似药,可按照国内获批的说明书上适应证进行应用
4	曲妥珠单抗允许进行跨线治疗
5	对于激素受体阳性 HER2 阳性的患者,不能耐受 / 拒绝化疗或化疗后维持治疗时,可以选用内分泌治疗 + 抗 HER2(单靶或双靶) 治疗,但无明确证据能改善 OS
6	对于脑转移的患者,TKI 类药物和德曲妥珠单抗可优先选择

8.7 HER2 阳性 MBC 的人群区分和治疗策略

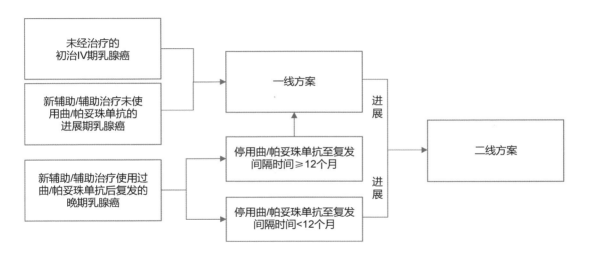

8.8 HER2 阳性 MBC 的治疗方案

比较项	推荐	考虑	可选
一线	· H+P+ 紫杉类 [14, 15] · H+Pyro+T[27], a	H(P)+[Pac+Cb 或 T+X 或紫杉类或仅内分泌（若激素受体阳性）[15~19, 28]]	· T-DM1 ± P · Pyro+X[21, 29] · H+P+ 其他化疗
二线	德曲妥珠单抗（无论是否有脑转移）[22, 23], a	· T-DM1[20, 30] · Pyro+X[21, 29]	· H+P+ 化疗 · 脑转移：H+TKI（如 Pyro）+ 化疗
二线后	Nera+X[24]	· 尚未使用过的抗 HER2 治疗 · Lapa+X · H+CDK4/6i+ 氟维司群（若激素受体阳性）	· 参加临床试验 · 伊尼妥单抗 + 化疗 · Tucatinib+H+ 化疗 b · Margetuximab+ 化疗 b

注：参考文献见本章参考文献 [14~30]。H，曲妥珠单抗；P，帕妥珠单抗；N，长春瑞滨；T，多西他赛；Pac，紫杉醇；X，卡培他滨；Pyro，吡咯替尼；Nera，奈拉替尼；Lapa，拉帕替尼；TKI，酪氨酸激酶抑制剂。曲妥珠和帕妥珠曲妥珠单抗（皮下注射）可替代对应的单靶或双靶静脉注射；皮下制剂有着不同剂量和药物管理方法。
a 需综合考虑疗效、毒性、卫生经济学、可及性等以决定一线用药。
b 对于国内尚未上市或未批准相关适应证的药物，临床实践需谨慎选择。

（1）CLEOPATRA 随机 Ⅲ 期（入组时间 2008—2010 年，*n*=808)[14, 15]

研究设计：优效性

· 目的：曲妥珠 (H) 联合帕妥珠 (P) 一线治疗 HER2
  阳性 ABC 能否较曲妥珠单靶改善生存

· 入组对象：
  – 未经治疗的局晚或转移性乳腺癌
  – HER2 阳性
  – 分层：地区和既往治疗状态

· 分组与方法：
  – 试验组：H+P+ 多西他赛 (*n*=402)
  – 对照组：H+ 多西他赛 (*n*=406)

首要终点：PFS（中位随访 99 个月）

· 中位 PFS: 18.5 个月 *vs* 12.4 个月
· *HR*=0.62 (95% *CI* 0.51~0.75), *P*<0.001

次要终点：OS

· 中位 OS: 57.1 个月 *vs* 40.8 个月
· *HR*=0.69 (95% *CI* 0.58~0.82), *P*<0.001

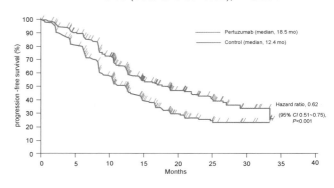

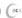

（2）PHILA 随机Ⅲ期（入组时间 2019—2022 年，*n*=590)[27]

研究设计：优效性

· 目的：曲妥珠 (H) 联合吡咯替尼 (Pyro) 一线治疗 HER2 阳性 ABC 能否较曲妥珠单靶改善生存

· 入组对象：
  – 未经治疗的局晚或转移性乳腺癌
  – HER2 阳性
  – 分层：既往治疗状态、激素受体状态

· 分组与方法：
  – 试验组：H+Pyro+ 多西他赛 (*n*=297)
  – 对照组：H+ 多西他赛 (*n*=293)

首要终点：研究者评估的 PFS（中位随访 15.8 个月）

· 中位 PFS: 24.3 个月 *vs* 10.4 个月

· *HR*=0.41 (95% *CI* 0.32~0.53), *P*<0.000 1

次要终点：OS

· 未成熟

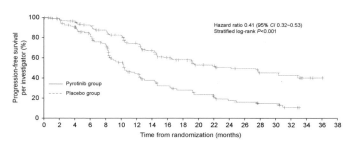

（3）HER2 阳性进展期乳腺癌一线治疗关键性临床试验 [15~19, 28]

研究	期别	研究设计	中位 PFS（月）	OS
H0648g	III	Pac ± H vs Pac	7.4 vs 4.6 P<0.001	25.1 vs 20.3，P=0.046 IHC3+:29 vs 20，P<0.05
M77001	II	T+H vs T	10.6 vs 5.7 P=0.000 1	31.2 vs 22.7(1-y)，P=0.032
HERNATA	III	NH vs TH	TTP:15.3 vs 12.4 P=0.67	38.8 vs 35.7 P=0.98
US Oncology	III	Pac+Cb+H vs Pac+H	10.7 vs 7.1 P=0.03	41.5 vs 30.6 P=0.5
CHAT	II	T+X+H vs T+H	17.9 vs 12.8 P=0.045	—
SYSUCC-002	III	ET+H vs Chemo+H	19.2 vs 14.8 $P_{\text{noninferiority}}$<0.000 1	—

注：H, 曲妥珠单抗；N, 长春瑞滨；T, 多西他赛；Pac, 紫杉醇；X, 卡培他滨；Cb, 卡铂；ET, 内分泌治疗；Chemo, 化疗。

（4）PHOEBE 随机Ⅲ期（入组时间 2017—2018, *n*=267）[21, 29]

研究设计 : 优效性

· 目的 :HER2 阳性 MBC 中 , 吡咯替尼疗效是否优于拉帕替尼

· 入组对象 :

- HER2 阳性转移性乳腺癌

- 既往接受过曲妥珠单抗及紫杉类治疗

- 针对晚期疾病接受过 0~2 线化疗（未接受治疗约 40%）

· 分组与方法 :

- 吡咯替尼 + 卡培他滨（*n*=134）

- 拉帕替尼 + 卡培他滨（*n*=133）

首要终点： PFS（中位随访 10.5 个月）

· 中位 PFS:12.5 个月 *vs* 6.8 个月

· *HR*=0.39（95% *CI* 0.27~0.56）, *P*<0.000 1

次要终点 : OS（中位随访 24 个月）

· 中位 OS: 未达到 *vs* 26.9 个月

· *HR*=0.69（95% *CI* 0.48~0.98）, *P*=0.019

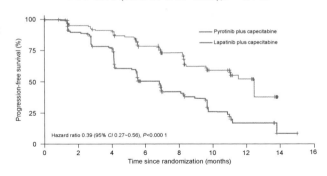

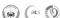

（5）DESTINY-Breast03 随机 III 期（入组时间 2018—2020, *n*=524)[22, 23]

研究设计 : 优效性

· 目的 :HER2 阳性 MBC, 接受曲妥珠单抗和紫杉类治
  疗失败后 , 德曲妥珠单抗 (T-DXd DS8201) 是否优
  于 T-DM1

· 入组对象 :
  - HER2 阳性不可切除 / 转移性乳
    腺癌
  - 既往接受过曲妥珠单抗和紫杉类
    后进展
  - 允许入组临床稳定的脑转移

· 分组与方法 :
  - 试验组 :T-DXd (*n*=261)
  - 对照组 :T-DM1 (*n*=263)

首要终点 :PFS（独立评审委员会）

· 中位 PFS: 28.8 个月 *vs* 6.8 个月, *P*<0.000 1
    PFS *HR*=0.33 (95% *CI* 0.26~0.43)

· 关键次要终点 OS: 未达到
    OS *HR*=0.64 (95% *CI* 0.47~0.87), *P*=0.003 7

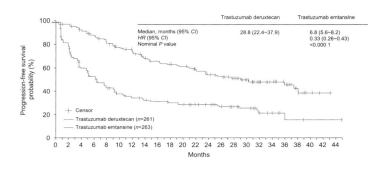

（6）EMILIA 随机 Ⅲ 期（入组时间 2009—2011 年，*n*=991）[20, 30]

研究设计：优效性

· 目的：HER2 阳性 MBC 患者接受过曲妥珠单抗与紫杉类失败后，T-DM1 是否优于二线方案卡培他滨 + 拉帕替尼

· 入组对象：

-HER2 阳性

– 针对转移性疾病治疗后进展或辅助治疗 6 个月内进展

– 既往过接受紫杉类与曲妥珠单抗治疗

· 分组与方法：

-T-DM1（*n*=496）

– 卡培他滨 + 拉帕替尼（*n*=496）

– 预设多个联合首要终点，为解决多重比较，统计学采用固定序列假设检验，alpha=0.05 检验 PFS，通过后再检验 OS

联合首要终点：PFS（独立评审），OS，安全性（中位随访 19 个月）

· 中位 PFS：9.6 个月 *vs* 6.4 个月，*P*<0.001

· PFS *HR*=0.65 (95% *CI* 0.55~0.77)

· 中位 OS：30.9 个月 *vs* 25.1 个月，*P*<0.001
　　　　　29.9 个月 *vs* 25.9 个月，*P*<0.001[a]

· OS *HR*=0.68 (95% *CI* 0.55~0.85)

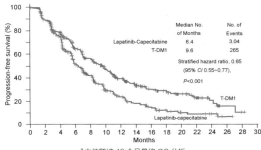

[a] 中位随访 48 个月最终 OS 分析

（7）NALA 随机Ⅲ期（入组时间 2013—2017, *n*=621）[24]

研究设计：优效性

· 目的：HER2 阳性 MBC, 接受二线及以上治疗失败后，奈拉替尼是否优于拉帕替尼

· 入组对象：
- HER2 阳性转移性乳腺癌
- 针对转移病变接受过 ≥ 2 线抗 HER2 治疗
- 允许入组无症状性和稳定的脑转移

· 分组与方法：
- 奈拉替尼 + 卡培他滨 (*n*=307)
- 拉帕替尼 + 卡培他滨 (*n*=314)
- 预设双终点设计（双侧 0.05）
  · PFS alpha=0.01
  · OS alpha=0.04

首要终点：PFS（独立评审）和 OS

· 中位 PFS：8.8 个月 *vs* 6.8 个月，*P*=0.005 9
· PFS *HR*=0.76 (95% *CI* 0.63~0.93)
· 中位 OS：24.0 个月 *vs* 22.2 个月，*P*=0.208 6
· OS *HR*=0.88 (95% *CI* 0.72~1.07)

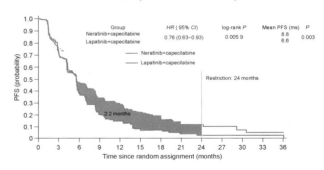

8.9 三阴性 MBC 的治疗原则

序号	三阴性 MBC 的治疗原则
1	推荐的首选化疗方案包括单药序贯化疗或联合化疗 · 肿瘤发展相对较慢、肿瘤负荷不大、耐受性较差的患者优选单药化疗 · 病情进展较快、肿瘤负荷较大或症状明显的,需要使肿瘤迅速缩小或症状迅速缓解的患者,优选联合化疗
2	既往蒽环类治疗失败通常首选以紫杉类(如紫杉醇、多西他赛及白蛋白结合型紫杉醇)为基础的单药或联合方案;既往蒽环类和紫杉类治疗均失败,目前尚无标准化疗方案,可考虑其他单药或联合方案
3	不推荐联合三种或三种以上的化疗药物,可选择含铂方案如 AP、GP 等
4	一线可尝试化疗联合免疫检查点抑制剂治疗,如白紫/紫杉醇/GC+ 帕博利珠单抗(PD-L1CPS ≥ 10 时)。因 PD-1 抗体治疗目前国内尚未获批适应证,临床实践应慎重
5	BRCA1/2 胚系致病性或疑似致病性突变患者,可选择 PARP 抑制剂,但 PARP 抑制剂目前尚未获得适应证
6	鼓励参与临床研究,特别是基于亚分型或生物标志物的临床研究
7	新型 ADC 药物如 SG、T-DXd(需针对 HER2 低表达)已获批用于治疗 2 线及以上的 TNBC 人群

8.10 三阴性 MBC 人群区分和治疗策略

	人群分类	用药推荐
一线治疗	一般人群或未检测到治疗靶点（如 PD-L1 阴性且 *gBRCA* 野生型）	如未经治，首选蒽环和 / 或紫杉为基础的治疗 [31, 32]，如紫杉醇 + 顺铂等
		蒽环和紫杉经治者，根据前期用药、无疾病进展间期等综合决策方案（如吉西他滨 + 铂类等）[b]
	PD-L1 阳性 [a]	化疗 + 抗 PD-1（如帕博利珠单抗）[33],c
	gBRCA 突变	PARPi（一线及以上）[34],c

	人群分类	用药推荐
后线治疗	针对 Trop2 [d]	戈沙妥珠单抗 (SG) [35]
	HER2 低表达	德曲妥珠单抗 (T-DXd)（来自小样本数据）
	一般人群	根据前期用药，无进展间期时长，以及疾病现状决定单药或联合方案（如化疗 + 抗血管生成药物，优替德隆 + 卡培他滨，艾立布林等）；鼓励参加新药临床研究

[a] PD-L1 检测与评分标准参见病理章节。
[b] 蒽环 / 紫杉治疗失败一般定义为使用蒽环和 / 或紫杉解救化疗过程中发生疾病进展，或辅助治疗结束后 12 个月内复发转移。对于不同辅助化疗药物（如蒽环或紫杉）停药后多久出现复发转移算治疗失败，尚无统一共识。
[c] 对于国内尚未上市或未批准相关适应证的药物，临床实践需谨慎选择。
[d] 由于 Trop-2 在大多数三阴性乳腺癌中呈高表达，目前不常规检测。

(1) CBCSG-006 随机 Ⅲ 期 (入组时间 2011—2013 年 , *n*=240)[31]

研究设计 : 优效性 / 非劣效

· 目的 : 一线使用吉西他滨联合顺铂 (GP) 是否非劣于
  或者优于吉西他滨联合紫杉醇 (GT)

· 入组对象 :
  - 转移性 TNBC
  - 18~70 岁
  - 复发转移阶段未经治的
  - DFI > 6 个月
  - 具有至少一个颅外可测量病灶

· 分组与方法 :
  - GP (*n*=120)
  - GT (*n*=120)

首要终点 : PFS (中位随访 16 个月)

· *HR*=0.692 (95% *CI* 0.523~0.915), *P* (非 劣)
  <0.000 1, *P* (优效性)=0.009
  - GP PFS=7.7 个月 (95% *CI* 6.2~9.3)
  - GT PFS=6.5 个月 (95% *CI* 5.8~7.2)

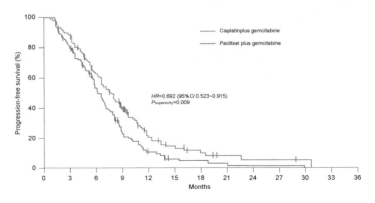

（2）CBCSG-018 随机 III 期（入组时间 2016—2019 年，*n*=254)[32]

研究设计 : 优效性 / 非劣效

· 目的 : 一线使用白蛋白紫杉醇联合顺铂 (AP) 是否优于吉西他滨联合顺铂

· 入组对象 :
 - 未治疗的转移性 TNBC
 - 18~70 岁
 - 初治或 DFI > 6 个月
 - 具有至少一个可测量病灶

· 分组与方法 :
 - AP (*n*=127)
 - GP (*n*=127)

首要终点 : PFS（中位随访约 21 个月）

· *HR*=0.67 (95% *CI* 0.50~0.88), *P*=0.004
 - AP PFS=9.8 个月 (95% *CI* 8.7~10.9)
 - GP PFS=7.4 个月 (95% *CI* 5.9~8.9)

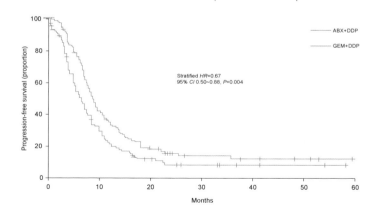

（3）KEYNOTE-355 随机Ⅲ期（入组时间 2017—2018 年，*n*=847)[33]

研究设计：优效性

· 目的：化疗基础上加用 PD-1 抗体 (Pembrolizumab，一线用药) 是否改善生存

· 入组对象：
- 未经治疗的局部复发不可切或转移性 TNBC
- Ⅰ~Ⅲ期患者术后，距完成辅助治疗≥6 个月出现复发

· 分组与方法：
- 化疗 +PD-1 抗体 (*n*=566)
- 化疗 (*n*=281)

· 统计学采用双终点设计 (单侧 0.025):
-PFS (CPS ≥ 10, CPS ≥ 1, ITT)(alpha=0.005)
-OS (CPS ≥ 10, CPS ≥ 1, ITT)(alpha=0.018)
- 统计学检测的等级顺序为先 CPS ≥ 10 人群，后 CPS ≥ 1 人群，最后 ITT 总人群)

联合首要终点：PFS 和 OS

· CPS 10 分以上的 PFS 达到终点：
- *HR*=0.65 (95% *CI* 0.49~0.86), *P*=0.0012 (达到阳性)
· 其余 CPS 亚组的 PFS 均未到预期终点

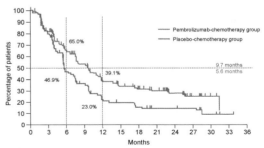

Combined Positive Score ≥ 10

（4）OlympiAD 随机Ⅲ期（入组时间 2014—2015 年 ,*n*=302)[34]

研究设计 : 优效性

· 目的 : 有 *BRCA1/2* 突变的 ABC 中 ,1~2 线治疗失败后 , PARP 抑制剂奥拉帕利 (Olaparib) 是否优于医生选择的单药化疗方案

· 入组对象 :
 - *BRCA* 致病性突变的 HER2 阴性转移性乳腺癌
 - 复发转移后化疗线数 ≤ 2
 - 激素受体阳性的必须使用过内分泌治疗并在治疗中进展
 - 可以在晚期使用过铂类 , 但不能在铂类过程中进展
 - 新辅助 / 辅助使用铂类后 , 间隔需要 >12 个月

· 分组与方法 (2 ： 1 随机):
 - 奥拉帕利 (*n*=205)
 - 化疗 (*n*=97, 艾立布林 / 长春瑞滨 / 卡培他滨)

首要终点 :PFS (中位随访 14 个月)

· 中位 PFS： 7.0 个月 *vs* 4.2 个月
· *HR*=0.58(95% *CI* 0.43~0.80), *P*<0.001

次要终点 :

· 客观反应率 :59.9%(奥拉帕利) *vs* 28.8%(化疗)
· 3 级以上毒性 :36.6% vs 50.5%

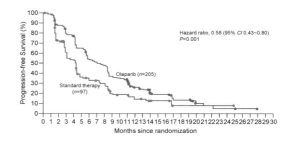

（5）ASCENT 随机 Ⅲ 期（入组时间 2017—2019 年，*n*=468）[35]

研究设计：优效性

· 目的：在晚期 TNBC 中，2 线及以上治疗进展后，抗体 - 药物耦合剂 SG (Sacituzumab govitecan, Trop-2 抗体与拓扑异构酶 Ⅰ 抑制剂 SN-38 耦合) 是否优于常规单药化疗

· 入组对象：
  - 转移性或不可手术局晚期 TNBC
  - 前线治疗 ≥ 2 线；须包含紫杉类
  - 无脑转移患者（排除了 61 例脑转移)

· 分组与方法 (1:1 随机)：
  - SG (10 mg/kg, D1, D8, Q3W) *n*=235
  - 化疗（艾立布林，三滨）*n*=233

首要终点：PFS（中位随访 7.7 个月）

· 中位 PFS 5.6 个月 *vs* 1.7 个月

· *HR*=0.41 (95% *CI* 0.32~0.52), *P*<0.001

次要终点：OS 12.1 个月 *vs* 6.7 个月

· *HR*=0.48 (95% *CI* 0.38~0.59), *P*<0.001

· 3 级及以上毒性：SG 51% *vs* 化疗 33%

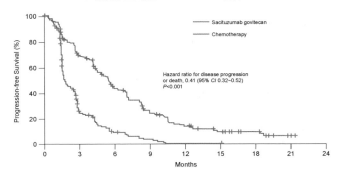

8.11 乳腺癌骨转移的诊断

序号	诊断原则
1	骨扫描 (ECT) 检查推荐用于乳腺癌出现骨疼痛、骨折、碱性磷酸酶升高、高钙血症等可疑骨转移的常规初筛诊断
2	ECT 具有灵敏度高，早期发现，全身显像的优点；但也存在特异度较低，不易区分成骨 / 溶骨性病变，也不能显示骨破坏程度的缺点
3	CT、MRI 和 X 线检查是骨转移的影像学确诊检查方法。对于 ECT 异常的患者，应该针对可疑骨转移灶部位进行影像学检查，以确认骨转移情况，并了解骨破坏的严重程度
4	PET/CT 具有与骨 ECT 相似的灵敏度，更高的特异度，对乳腺癌骨转移治疗后病情的跟踪优于 ECT; 但是专家组认为目前 PET/CT 在骨转移诊断中的价值有待于进一步研究，临床并不作为常规推荐
5	骨转移临床诊断标准 : ECT 阳性发现＋局部 MRI/CT/X 线确认骨转移诊断 "金标准" : 病理学仍是诊断乳腺癌骨转移的 "金标准"

8.12 乳腺癌骨转移的治疗

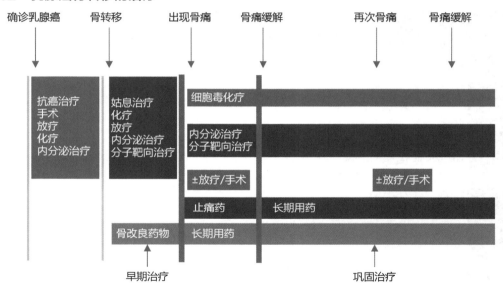

8.13 进展期乳腺癌骨改良药物的使用

推荐	考虑
· 唑来膦酸 1. 常规 4 mg/ 次 ,Q4W 2.对于骨转移病变稳定者,连用 1~2 年后可改为每3个月1次[36]	· 帕米膦酸二钠 60~90 mg/ 次 , 静滴 ,Q4W
· 伊班膦酸 6 mg/ 次 ,Q4W	· 负荷剂量 (loadingdose) 伊班膦酸对疼痛较重急需改善生活质量者 , 可采用负荷剂量伊班膦酸 : 6 mg/ 次 / 天 , 连续 3d 静注 , 以后 Q4W
· 地舒单抗 [37] 120 mg/ 次 , 皮下注射 ,Q4W	

注 : 在使用双膦酸盐药物过程中 , 需重视肾功能监测 , 进行口腔护理 , 防治颌骨坏死等严重并发症。

（1）ZOOM 随机 III 期（入组时间 2006—2010 年，n=425）[36]

研究设计：非劣效性设计

· 目的：对于接受唑来膦酸治疗稳定的患者改为每 12 周用药是否非劣效于每 4 周用药

· 入组对象：
  - 病理证实的乳腺癌
  - 至少一处骨转移证据
  - 已完成 12~15 个月唑来膦酸（1 次 / 月）

· 分组与方法：
  - 实验组：唑来膦酸 12 周 / 次至 1 年（n=209）
  - 对照组：唑来膦酸 4 周 / 次至 1 年（n=216）

首要终点：骨相关事件

· RR= 0.97 (95% CI 0.60~1.57)，P=0.896

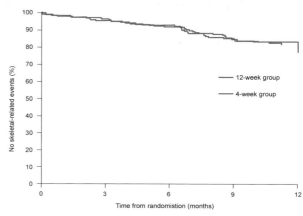

（2）地舒单抗 NCT00321464 随机 III 期（入组时间 2006—2007 年，*n*=2 046）[37]

研究设计：非劣性及优效性设计

· 目的：对于晚期乳腺癌骨转移患者，地舒单抗对比唑来膦酸的有效性和安全性

· 入组对象：
- ≥ 18 岁，确诊乳腺癌
- 至少一处骨转移证据
- 足够的器官功能
- ECOG PS 0~2

· 分组与方法：
- 对照组：唑来膦酸 (*n*=1 020)
- 试验组：地舒单抗 (*n*=1 026)

首要终点：至首次发生骨相关事件[a]的时间（非劣效性）

· *HR*=0.82 (95% *CI* 0.71~0.95)

· 非劣效 *P*<0.001; 优效性 *P*=0.01

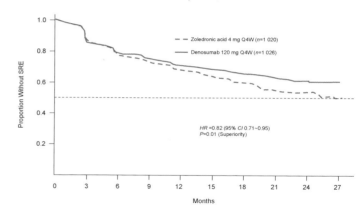

[a] 骨相关事件定义为病理性骨折（不包括重大创伤）、骨放射治疗、骨外科手术或脊髓压迫。

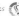

8.14 骨转移的放疗

骨转移放疗	说明
指征	· 有症状的骨转移灶 · 负重部位骨转移灶（如脊柱或股骨）
目的	· 缓解疼痛及恢复功能 · 预防负重骨病理性骨折
技术	· 推荐外照射技术 EBRT，可选内照射（放射性核素）[a]
剂量	· EBRT 推荐 30 Gy/10 次，可选 20 Gy/5 次或单次 8 Gy[b]
效果	· 约 2/3 获得疼痛缓解，1/3 获得疼痛完全缓解，减少病理性骨折

[a] 放射性核素治疗后骨髓抑制发生率较高且恢复慢，应结合临床实际情况选择合适的病例和恰当的时机。
[b] 单次放疗适用于活动或搬动困难的晚期患者。

⑨ 乳腺癌康复和术后随访

9.1　术后患侧肢体淋巴水肿防治

淋巴水肿防治	具体措施
预防	·一要（积极锻炼）: 坚持向心性按摩及淋巴手法引流，循序渐进地进行抗阻训练 ·二要（带手臂套）: 佩戴合适的压力性袖套，尤其是运动或乘坐飞机时 ·三要（定期评估）: 淋巴水肿门诊随访，尽早干预 ·一不要（损伤）: 避免患肢抽血、注射、输液、测血糖等，避免皮肤破损及感染 ·二不要（受压）: 避免患肢反复测血压，睡觉时以健侧卧姿为主 ·三不要（过热）: 避免过度运动，长时间泡温泉或洗热水澡，避免提过重物品
保守治疗	包括人工淋巴引流、压力绷带治疗、皮肤护理、功能锻炼等，即综合消肿治疗
手术治疗	包括淋巴结移植、淋巴管吻合等，疗效尚有待大规模研究证实

注: 1. 患侧手臂出现红肿热痛等症状，亦或水肿突然加重等应考虑淋巴管炎可能，应及时进行血液检查并抗炎处理。
　　2. 参考文献见本章参考文献 [1]。

9.2 心脏毒性评估及管理

靶向药物相关心功能异常的管理原则

超声心动图LVEF较治疗前绝对数值下降≥16%或LVEF低于
该检测中心正常范围且较治疗前绝对值下降≥10%

暂停曲妥珠单抗治疗至少4周,并每4周检测1次LVEF

4~8周内LVEF回升至正常范围, 或LVEF较治疗前绝对值下降≤15%	LVEF持续下降超过8周, 或3次以上因心脏问题而中断治疗
恢复曲妥珠单抗治疗	永久停止使用曲妥珠单抗治疗

注:1. ①蒽环类药物可能导致长期心脏毒性,应定期随访,对心功能异常患者通过生活方式或药物治疗积极干预;②靶向药物,尤其是曲妥珠单抗相关心脏毒性停止治疗
后可逆转,对心功能异常患者除生活干预,应立即停用相关治疗药物。
2. 参考文献见本章参考文献[2]。

9.3 乳腺癌患者骨折风险评估

风险分级	风险分级影响因素
低危	T ≥ -1.0 且无计划或无正在使用 AI 治疗
中危	· T ≥ -1.0 且计划或正在使用 AI 治疗 · -2.5<T<-1.0 且无计划或无正在使用 AI 治疗
高危	· 髋部或椎体脆性骨折 · DXA 测定中轴骨骨密度或桡骨远端 1/3 骨密度 T ≤ -2.5 · 骨密度测量符合骨量减少 (骨密度 -2.5<T<-1.0), 且具备以下高危因素之一: 　- 计划或正在使用 AI 治疗 　- 肱骨近端、骨盆或前臂远端脆性骨折, FRAX® 计算未来 10 年髋部骨折风险 ≥ 3%, 或任何主要骨质 　　疏松性骨折发生风险 ≥ 20%

注: 参考文献见本章参考文献 [3]。

9.4 辅助骨改良药物治疗

使用目的	分层		措施	备注
降低肿瘤治疗（如 AI 或 OFS 类药物）引起的骨质丢失	按 9.3 骨折风险评估	低危	改善生活方式 补充钙剂和维生素 D	—
		中危	同上，并 考虑使用骨改良药物	—
		高危	同上，并 推荐使用骨改良药物	—
术后辅助使用，降低乳腺癌转移风险（以骨转移为主）	按本指南 7.1 风险评估（主要对绝经后人群）	低危	不常规考虑骨改良药物	· 唑来膦酸（4 mg/ 每 6 个月，持续 2~5 年；或 4 mg/ 每 3 个月，持续 2 年） · 伊班膦酸 · 氯膦酸盐
		中危	个体化考虑骨改良药物	
		高危	推荐骨改良药物 [a]	
	NHSPREDICT 评估工具 *	高风险	推荐骨改良药物	

注：参考文献见本章参考文献 [4，5]。
[a] 中国专家对 ER 阳性患者推荐骨改良药物的认同度较高，对 ER 阴性高危患者的投票认同率不足 30%，故 ER 阴性患者的推荐级别为"考虑"。
*https://breast.predict.nhs.uk。

9.5 生活方式管理

生活方式	推荐方式
体质指数	维持 BMI 在 18.5~23.9 kg/m²
营养	按照"中国居民平衡膳食宝塔",安排每日食物种类与数量
运动	· 避免完全静息性生活方式 · 18~64 岁,每周至少 150 min 中等强度或至少 75 min 高强度运动,及不少于 2 次抗阻运动 · 65 岁以上,维持功能、肌力训练,若有行动受限性慢性病,请在医生指导下适当调整运动
其他	· 不吸烟,避免被动吸烟,不多饮酒 · 对于保健食品和膳食补充剂,应在医师指导下使用

注:参考文献见本章参考文献 [6, 7]。

9.6 术后随访频率 [a]

时间	随访频率 [b]
术后 2 年内	每 3 个月随访 1 次
术后第 3~5 年	每 6 个月随访 1 次
术后 >5 年	每年随访 1 次

[a] 后随访是为了了解患者的生存状况,评估疾病是否复发转移,患者对辅助治疗的依从性和不良反应,以采取相应的临床和干预措施,使患者更好地康复并改善其预后。乳腺癌患者的随访需要根据复发的风险来决定随访的频率。
[b] 对于 0 期、pT_1micN_0,以及部分预后良好的病理类型或 I 期患者,可酌情延长随访时间间隔,如 2 年内每 6 个月随访 1 次,第 3 年后每年 1 次随访;反之,对于分期较晚的患者,随访频率可相应增加,并根据复发高峰特点进行调整。如有异常情况,应当及时就诊而不拘泥于固定时间。

9.7 乳腺癌术后随访检查项目

随访内容	检查项目	适用人群	检查频率及推荐
常规检查	病史采集	所有人群	根据术后随访频率
	体格检查	所有人群	根据术后随访频率
	超声	所有人群	根据术后随访频率 部位推荐：肝脏、乳腺区域及淋巴引流区
	实验室检查	所有人群	根据术后随访频率 检查推荐：血常规、肝肾功能、血脂、血糖、肿瘤指标如 CA153、CEA 等
	乳腺 X 线摄片	所有人群（双乳切除者除外）	每 12 个月检查 1 次或必要时
	胸部 CT	所有人群	每 12 个月检查 1 次或必要时（如分期偏晚者可每 6 个月）
特殊检查	妇科超声 / 妇科检查	服用 SERM 类药物且子宫 / 卵巢完整	根据术后随访频率
	骨密度检测	绝经前使用 LHRH-a；绝经后使用 AI	每 6~12 个月检查 1 次
	骨扫描	淋巴结转移 >4 枚或怀疑骨转移	每 12 个月检查 1 次或必要时
	脑部 CT 或 MRI	淋巴结转移 >4 枚或怀疑脑转移	每 12 个月检查 1 次或必要时
	心脏超声、心电图、心肌酶谱	使用蒽环类或曲妥珠单抗等药物	使用期间每 3 个月检查 1 次或必要时
	乳腺 MRI	接受保乳手术患者，或其他影像学不能明确乳腺部位病灶时	每 12 个月检查 1 次或必要时
	腹部或盆腔 MRI	需要对特定器官进行监测或明确如明确肝转移或 BRCA 突变患者监测卵巢	认为必要时
	PET-CT	需要排查全身转移病灶或明确转移范围时	认为必要时

9.8 乳腺癌患者生育时机及注意事项

生育相关问题	基本内容
生育与患者预后基本信息	没有证据显示生育会降低乳腺癌患者的预后
生育功能保留措施	· 时机：在全身治疗前，应当考虑生育功能保留 · 方法：胚胎冻存、冻卵、低温保存卵巢组织 · 其他： – 有生育需求的女性，酌情考虑使用低卵巢毒性化疗药物 – 化疗期间使用 LHRH-a 有防止卵巢早衰价值；但能否提高受孕率尚待证实 [8-11]
可考虑生育的情况	生育时机需考虑患者疾病复发的风险和治疗对后代的影响等因素 · 乳腺原位癌：手术和放疗结束后 · 乳腺浸润性癌：术后 2~5 年后 · 需要辅助内分泌治疗的患者，在受孕前 3 个月停止内分泌治疗，直至生育后哺乳结束，再继续完成既定内分泌治疗 [12]

（1）PROMISE-GIM6 随机 Ⅲ 期（入组时间 2003—2008 年，*n*=281）[8, 9]

研究设计：优效性

· 目的：LHRH-a 用于绝经前（新）辅助化疗患者是否可降低早期绝经率

· 入组对象：

– Ⅰ~Ⅲ期乳腺癌

– 激素受体阳性或阴性

– 绝经前，年龄 18~45 岁

· 分组与方法：

– 化疗（*n*=133）

– 化疗 + 曲普瑞林（*n*=148）

– 卵巢保护为目的的 LHRH-a 需在化疗前 7 d 用药且化疗期间 Q4W

首要终点：早期绝经率[a]（中位随访 7.3 年）

· 1 年早期绝经率 25.9% *vs* 8.9%，*P*<0.001 *HR*=0.28（95% *CI* 0.14~0.59）

· 5 年月经恢复率 72.6% *vs* 64.0，*P*=0.07 *HR*=1.28（95% *CI* 0.98~1.68）

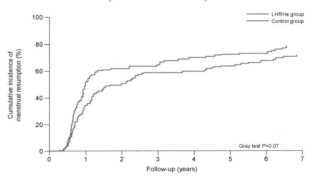

[a] 定义为化疗结束 1 年时，无月经来潮且 FSH/E$_2$ 为绝经后水平。

（2）POEMS 随机 III 期（入组时间 2004—2011 年，*n*=218）[10, 11]

研究设计：优效性

· 目的：评估 LHRH-a 用于绝经前（新）辅助化疗激素受体阴性乳腺癌患者的卵巢功能衰竭率

· 入组对象：
- 绝经前，年龄 18~49 岁
- 激素受体阴性
- I~III$_a$ 期乳腺癌

· 分组与方法：
- 对照组：化疗（*n*=113）
- 试验组：化疗 + 戈舍瑞林（*n*=105）
- 卵巢保护为目的的 LHRH-a 需在化疗前 7 d 用药且化疗期间 Q4W

首要终点：卵巢早衰率 [a]（中位随访 5 年）

· 2 年卵巢早衰率：22% *vs* 8%
OR=0.3 (95% *CI* 0.09~0.97)，*P*=0.02

· 5 年怀孕率：23.1% *vs* 12.2%
OR=2.34 (95% *CI* 1.07~5.11)，*P*=0.03

· 不影响 DFS：*HR*=0.55 (95% *CI* 0.27~1.10)，*P*=0.09

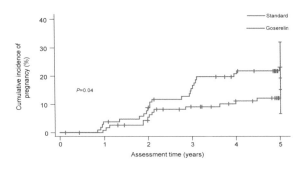

[a] 定义为前 6 个月闭经和 2 年时卵泡刺激激素（FSH）达到绝经水平。

（3）POSITIVE 前瞻性单组试验（入组时间 2014—2019 年，n=516）[12]

研究设计：单臂前瞻性队列研究

· 目的：探索获得激素受体阳性早期乳腺癌患者暂停内分泌治疗尝试怀孕后的复发风险的前瞻性数据

· 入组对象：
  - 绝经前，年龄 ≤ 42 岁
  - Ⅰ～Ⅲ期 HR 阳性乳腺癌
  - 接受内分泌治疗 18~30 个月
  - 愿意暂停内分泌治疗尝试生育

· 分组与方法：
  - 入组前 1 个月停用内分泌治疗
  - 洗脱 3 个月后尝试妊娠
  - 内分泌治疗停止至多 2 年
  - 允许辅助生殖
  - 生育哺乳后继续完成 5~10 年的内分泌治疗

首要终点：乳腺癌事件的数量

· 在 1 638 名患者中，经过中位 41 个月随访，44 名患者发生乳腺癌事件（未超过安全阈值 46 名）

· 治疗中断组乳腺癌症事件的 3 年发生率 8.9%（95% CI 6.3~11.6）；对照组 9.2%（95% CI 7.6~10.8）

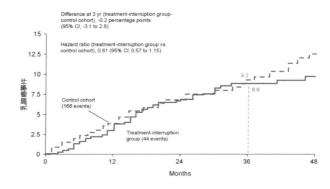

9.9 治疗延期原则

治疗阶段	推迟建议
新辅助治疗	应当尽早开始,治疗完成后尽可能6周内手术
术后辅助化疗	尽可能术后60 d内开始,风险越高者尽早开始
术后靶向治疗	根据是否延迟超过6周进行相应剂量调整
术后辅助放疗	前期治疗(如手术或辅助化疗)结束后8周内开始
术后辅助内分泌治疗	暂停2~4周是可接受的
其他	尽可能选择长处方治疗,以减少就诊来院次数

附录

附录 I：绝经的判断标准

一般指月经永久性终止，提示卵巢合成雌激素持续性减少。满足以下任一情况可判定为绝经：
· 双侧卵巢切除（或有效放疗去势）术后
· 年龄 ≥ 60 岁
· 年龄 < 60 岁
－ 自然停经 12 个月以上，近 1 年未接受化疗，他莫昔芬、托瑞米芬或卵巢去势，雌二醇和 FSH 达绝经后水平
－ 正在接受他莫昔芬或托瑞米芬治疗，雌二醇和 FSH 达绝经后水平

注：正在接受 LHRH-a 的患者月经状况无法判断。化疗前未绝经者即使化疗后停经也不能判断其为绝经后状态，化疗或内分泌或药物去势治疗后停经的患者需反复测定 FSH 和雌二醇水平，确认其为绝经后状态时，方能使用芳香化酶抑制剂。

附录Ⅱ：RECIST 1.1 标准

靶病灶与非靶病灶的疗效评估标准[1]

靶病灶	评估标准
CR	· 所有靶病灶消失 · 全部病理性淋巴结（包括靶和非靶）短直径必须减少至 <10 mm
PR	· 靶病灶总径与基线相比缩小 ≥ 30%
PD	· 以靶病灶直径之和的最小值为参照，直径和增加 ≥ 20%；除此之外，必须满足直径和的绝对值增加至少 5 mm · 出现一个或多个新病灶
SD	· 介于 PR 及 PD 之间

非靶病灶	评估标准
CR	· 所有非靶病灶消失，且肿瘤标记物恢复正常水平 · 所有淋巴结无病理性意义（短径 <10 mm）
Non-CR/Non-PD	· 存在一个或多个非靶病灶和 / 或持续存在肿瘤标记物水平高于正常水平
PD[a]	· 已存在的非靶病灶出现明确进展 · 出现一个或多个新病灶

[a] 存在靶病灶时，必须满足非靶病灶整体的恶化程度达到必须终止治疗的程度；当靶病灶为 SD/PR 时，一个或多个非靶病灶的一般性增大不足以评估为疾病进展。
Non-CR: 非完全缓解；Non-PD: 非疾病进展。

附录Ⅱ：RECIST1.1 标准

时间点反应（总体疗效评估）

靶病灶（有或无非靶病灶）			
靶病灶	非靶病灶	新病灶	总体疗效
CR	CR	无	CR
CR	非CR/非PD	无	PR
CR	NE	无	PR
PR	非PD或NE	无	PR
SD	非PD或NE	无	SD
未全部评估	非PD	无	无法评价
PD	任何情况	有或无	PD
任何	PD	有或无	PD
任何	任何情况	有	PD

仅有非靶病灶		
非靶病灶	新病灶	总体疗效
CR	无	CR
非CR/非PD	无	非CR/非PD
未全部评估	无	无法评价
明确PD	有或无	PD
任何	有	PD

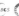

附录Ⅱ：RECIST1.1 标准

时间点反应（总体疗效评估）

第一个时间点总体疗效	随后时间点总体疗效	最佳总体疗效
CR	CR	CR
CR	PR	SD、PD 或 PR[a]
CR	SD	如果 SD 持续足够时间则为 SD, 否则为 PD
CR	PD	如果 SD 持续足够时间则为 SD, 否则为 PD
CR	NE	如果 SD 持续足够时间则为 SD, 否则为 NE
PR	CR	PR
PR	PR	PR
PR	SD	SD
PR	PD	如果 SD 持续足够时间则为 SD, 否则为 PD
PR	NE	如果 SD 持续足够时间则为 SD, 否则为 NE
NE	NE	NE

[a] 如果在第一个时间点达到 CR，在随后的时间点上看到的任何病灶，甚至是符合相对于基线的 PR 标准的病灶，在这个时间点上都是 PD。另一种情况是，尽管第一时间点最初被评估为 CR，随后的扫描显示小的病灶可能仍然存在，患者在第一时间点评估应是 PR 而不是 CR。在这种情况下，应将原来的 CR 改为 PR，最佳总体疗效为 PR。

NE: inevaluable，无法评价。

附录Ⅲ：iRECIST 标准

分类	RECIST v1.1	iRECIST
可 / 不可测量病灶的定义及靶病灶的位置和数目	可测量病灶需直径 ≥ 10 mm（淋巴结 ≥ 15 mm）；最多计数 5 个病灶（2 个 / 器官），其余均为非靶 病灶（淋巴系统疾病短径需 ≥ 10 mm）	同 RECIST v1.1
CR、PR、SD	评价为 CR、PR、SD 前均不能达到 PD 标准（cannot have met criteria for progression before complete response, partial response, or stable disease）	评价为 iCR、iPR 及 iSD 时，之前可出现过 iUPD（可以发生一次到多次）而非 iCPD [can have had iUPD (one or more instances), but not iCPD, before iCR, iPR, or iSD]
新病灶评估	出现新病灶即可定义为进展，记录不需要额外测量	出现新病灶即可定义为 iUPD 需满足以下条件才能定义为 iCPD：下一次评估出现新病灶数目或大小增加，如新靶病灶长径之和 ≥ 5 mm，或非靶病灶的任何增加；原来没有记录的新病灶的出现也可判断为 iCPD
进展的确认	不需要确认	需要确认
临床状态的考虑	评估时不需要额外考虑临床状态	评价为 iUPD 时，需要根据临床状态是否稳定来考虑是否继续接受治疗

注：1. 参考文献见附录Ⅲ参考文献 [1]。
　　2. "i" 指代免疫治疗反应。RECIST, Response Evaluation Criteria in Solid Tumours, 实体瘤疗效评价标准；UPD, unconfirmed progression, 未经证实的进展；CPD, confirmed progression, 已证实的进展；CR, complete response, 完全响应；PR, partial response, 部分响应；SD, stable disease, 稳定响应。

附录Ⅳ：常用（新）辅助方案（非 HER2 阳性）

方案	药物	剂量	用药时间	周期	周期数
TC	多西他赛	75 mg/m^2 iv	D1	每21天	4~6
	环磷酰胺	600 mg/m^2 iv	D1	每21天	4~6
EC	表柔比星	75~100 mg/m^2 iv	D1	每21天	4
	环磷酰胺	600 mg/m^2 iv	D1	每21天	4
EC-wP	表柔比星	75~100 mg/m^2 iv	D1	每21天	4
	环磷酰胺	600 mg/m^2 iv	D1	每21天	4
	序贯 紫杉醇	80 mg/m^2 iv	D1, D8, D15	每21天	4
ddEC-ddP（所有周期均用 G-CSF 支持）	表柔比星	75~100 mg/m^2 iv	D1	每14天	4
	环磷酰胺	600 mg/m^2 iv	D1	每14天	4
	序贯 紫杉醇	175 mg/m^2 iv	D1	每14天	4
EC-T	表柔比星	75~100 mg/m^2 iv	D1	每21天	4
	环磷酰胺	600 mg/m^2 iv	D1	每21天	4
	序贯 多西他赛	80~100 mg/m^2 iv	D1	每21天	4
TEC（所有周期均用 G-CSF 支持）	多西他赛	75 mg/m^2 iv	D1	每21天	6
	表柔比星	75 mg/m^2 iv	D1	每21天	6
	环磷酰胺	500 mg/m^2 iv	D1	每21天	6

附录Ⅳ：常用（新）辅助方案（非 HER2 阳性）

方案	药物	剂量	用药时间	周期	周期数
CMF	环磷酰胺	100 mg/m² po	D1~D14	每28天	8
	氨甲蝶呤	40 mg/m² iv	D1, D8	每28天	8
	氟尿嘧啶	600 mg/m² iv	D1, D8	每28天	8
CEF-T	环磷酰胺	500 mg/m² iv	D1	每21天	3
	表柔比星	75~100 mg/m² iv	D1	每21天	3
	氟尿嘧啶	500 mg/m² iv	D1	每21天	3
	序贯 多西他赛	100 mg/m² iv	D1	每21天	3
TCb	多西他赛	75 mg/m² iv	D1	每21天	6
	卡铂	AUC=6 iv	D1	每21天	6
wPCb	紫杉醇	80 mg/m² iv	D1, D8, D15	每28天	6
	卡铂	AUC=2 iv	D1, D8, D15	每28天	6
X（辅助维持）	卡培他滨	650 mg/m² bid po	每天	1年	1
X（新辅后强化）	卡培他滨	1 000~1 250 mg/m² bid po	D1~D14	每21天	8
抗 PD-1	帕博利珠单抗	200 mg iv	D1	每21天	17

附录 V：常用（新）辅助方案（HER2 阳性）

方案	药物	剂量	用药时间	周期	周期数
TCbHP	多西他赛	75 mg/m² iv	D1	每 21 天	6
	卡铂	AUC=6 iv	D1	每 21 天	6
	曲妥珠单抗	首剂 8 mg/kg，维持 6 mg/kg iv	D1	每 21 天	18
	帕妥珠单抗	首剂 840 mg，维持 420 mg iv	D1	每 21 天	18
EC-wPH	表柔比星	75~100 mg/m² iv	D1	每 21 天	4
	环磷酰胺	600 mg/m² iv	D1	每 21 天	4
	序贯、紫杉醇	80 mg/m² iv	D1, D8, D15	每 21 天	4
	曲妥珠单抗	首剂 4 mg/kg，维持 2 mg/kg iv	D1, D8, D15	每 21 天	4
	—	化疗结束后，维持 6 mg/kg iv	D1	每 21 天	13
EC-THP	表柔比星	75~100 mg/m² iv	D1	每 21 天	4
	环磷酰胺	600 mg/m² iv	D1	每 21 天	4
	序贯多西他赛	80~100 mg/m² iv	D1	每 21 天	4
	曲妥珠单抗	首剂 8 mg/kg，维持 6 mg/kg iv	D1	每 21 天	18
	帕妥珠单抗	首剂 840 mg，维持 420 mg iv	D1	每 21 天	18

附录 Ⅴ : 常用（新）辅助方案（HER2 阳性）

方案	药物	剂量	用药时间	周期	周期数
TCH	多西他赛	75 mg/m² iv	D1	每 21 天	4
	环磷酰胺	600 mg/m² iv	D1	每 21 天	4
	曲妥珠单抗	首剂 8 mg/kg, 维持 6 mg/kg iv	D1	每 21 天	17
wPH	紫杉醇或白蛋白紫杉醇	80 mg/m² iv 或 100~150 mg/m² iv	D1, D8, D15	每 21 天	4
	曲妥珠单抗	首剂 4 mg/kg, 维持 2 mg/kg iv	D1, D8, D15	每 21 天	4
	—	化疗结束后, 维持 6mg/kg iv	D1	每 21 天	13
THP-EC	多西他赛	100 mg/m² iv	D1	每 21 天	4
	曲妥珠单抗	首剂 8 mg/kg, 维持 6 mg/kg iv	D1	每 21 天	18
	帕妥珠单抗	首剂 840 mg, 维持 420 mg iv	D1	每 21 天	18
	序贯 表柔比星	75~100 mg/m² iv	D1	每 21 天	3-4
	环磷酰胺	600 mg/m² iv	D1	每 21 天	3-4
化疗 +H	辅助化疗结束后曲妥珠单抗	首剂 8 mg/kg, 维持 6 mg/kg iv	D1	每 21 天	17
皮下 H	曲妥珠单抗（皮下注射）	固定剂量 600 mg/5mL SC 2~5 min	D1	每 21 天	17
皮下 HP	帕妥曲妥珠单抗（皮下注射）	首剂 1 200 mg 帕妥和 600 mg 曲妥 /15mL SC ~8 min 维持 600 mg 帕妥和 600 mg 曲妥 /10mL SC ~5 min	D1	每 21 天	18

附录Ⅵ：常用晚期方案（非 HER2 阳性）

方案	药物	剂量	用药时间	周期
蒽环类	表柔比星	60~90 mg/m² iv	D1	每 21 天
	多柔比星	50 mg/m² iv	D1	每 21 天
	脂质体多柔比星	30~50 mg/m² iv	D1	每 28 天
紫杉类	多西他赛	75 mg/m² iv	D1	每 21 天
	白蛋白紫杉醇	100~150 mg/m² iv	D1	每 7 天
	紫杉醇	80 mg/m²（或 175 mg/m²）iv	D1	每 7 天（或每 21 天）
吉西他滨	吉西他滨	1 000 mg/m² iv	D1, D8（或 D1, D8, D15）	每 21 天（或每 28 天）
卡培他滨	卡培他滨	1 000~1 250 mg/m² bid po	D1~14	每 21 天
长春瑞滨	长春瑞滨	25 mg/m² iv 或 60 mg/m² po	D1, D8（或 D1, D8, D15）	每 21 天（或每 28 天）
艾立布林	艾立布林	1.4 mg/m²	D1, D8	每 21 天
优替德隆	优替德隆（与卡培联合）	30 mg/m² iv	D1~5	每 21 天
PARP 抑制剂	奥拉帕利	300 mg bid po	每天	—

附录 Ⅵ：常用晚期方案（非 HER2 阳性）

方案	药物	剂量	用药时间	周期
EC	表柔比星	75 mg/m² iv	D1	每 21 天
	环磷酰胺	600 mg/m² iv	D1	每 21 天
XT	多西他赛	75 mg/m² iv	D1	每 21 天
	卡培他滨	1 000 mg/m² bid po	D1~14	每 21 天
GT	吉西他滨	1 000 mg/m² iv	D1, D8	每 21 天
	紫杉醇	175 mg/m² iv	D1	每 21 天
紫杉 + 铂类	紫杉醇	80 mg/m² iv	D1, D8, D15	每 28 天
	卡铂	AUC=2 iv	D1, D8, D15	每 28 天
	白蛋白紫杉醇	125 mg/m² iv	D1, D8	每 21 天
	卡铂	AUC=2 iv	D1, D8	每 21 天
GP	吉西他滨	1 000 mg/m² iv（或 1 250 mg/m² iv）	D1, D8	每 21 天
	顺铂	25 mg/m² iv（或 75 mg/m² iv）	D1~3（或 D1, 水化 3 d）	每 21 天
NX	长春瑞滨	25 mg/m² iv	D1, D8	每 21 天
	卡培他滨	1 000 mg/m² bid po	D1~14	每 21 天
贝伐单抗 + 紫杉	贝伐单抗	10 mg/kg iv	D1, D15	每 28 天
	紫杉醇	80 mg/m² iv	D1, D8, D15	每 28 天

附录Ⅶ：常用晚期方案（HER2 阳性）

方案	药物	剂量	用药时间	周期
紫杉类 +HP	多西他赛 或紫杉醇 或白蛋白紫杉醇	75 mg/m² iv 或 80 mg/m² iv 或 100~150 mg/m² iv	D1 （或 D1, D8, D15） （或 D1, D8, D15）	每 21 天
	3 周曲妥珠单抗 或单周曲妥珠单抗	首剂 8 mg/kg，维持 6 mg/kg iv 或首剂 4 mg/kg，维持 2 mg/kg iv	D1 或 D1, D8, D15	每 21 天
	帕妥珠单抗	首剂 840 mg，维持 420 mg iv	D1	每 21 天
PCbHP	紫杉醇	175 mg/m² iv	D1	每 21 天
	卡铂	AUC=6 iv	D1	每 21 天
	曲妥珠单抗	首剂 8 mg/kg，维持 6 mg/kg	D1	每 21 天
	帕妥珠单抗	首剂 840 mg，维持 420 mg iv	D1	每 21 天
XH	卡培他滨	1 000~1 250 mg/m² bid po	D1~14	每 21 天
	曲妥珠单抗	首剂 8 mg/kg，维持 6 mg/kg	D1	每 21 天
NH	长春瑞滨	25 mg/m² iv	D1, D8	每 21 天
	曲妥珠单抗	首剂 8 mg/kg，维持 6 mg/kg	D1	每 21 天
TXH	多西他赛	75 mg/m² iv	D1	每 21 天
	卡培他滨	1 000 mg/m² bid po	D1~14	每 21 天
	曲妥珠单抗	首剂 8 mg/kg，维持 6 mg/kg	D1	每 21 天

附录Ⅶ：常用晚期方案（HER2 阳性）

方案	药物	剂量	用药时间	周期
恩美曲妥珠单抗	恩美曲妥珠单抗 (T-DM1)	3.6 mg/kg iv	D1	每 21 天
吡咯替尼 + 卡培他滨	吡咯替尼	400 mg qd po	D1~21	每 21 天
	卡培他滨	1 000 mg/m² bid po	D1~14	每 21 天
拉帕替尼 + 卡培他滨	拉帕替尼	1 250 mg qd po	D1~21	每 21 天
	卡培他滨	1 000 mg/m² bid po	D1~14	每 21 天
奈拉替尼 + 卡培他滨	奈拉替尼	240 mg qd po	D1~21	每 21 天
	卡培他滨	1 000 mg/m² bid po	D1~14	每 21 天
拉帕替尼 + 曲妥珠单抗	拉帕替尼	1 250 mg qd po	D1~21	每 21 天
	曲妥珠单抗	首剂 8 mg/kg, 维持 6 mg/kg iv	D1	每 21 天
德曲妥珠单抗	德曲妥珠单抗 (T-DXd)	5.4 mg/kg iv	D1	每 21 天

附录Ⅷ：常用内分泌治疗相关方案

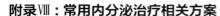

类别	药物	单次剂量	频次	服用方式
SERM	枸橼酸他莫昔芬	10 mg（或 20 mg）	Bid（或 Qd）	口服
	枸橼酸他莫昔芬	5 mg（为 TAM01 研究用法）	Qd	口服
	枸橼酸托瑞米芬	60 mg	Qd	口服
SERD	氟维司群	500 mg	D1, D15, D29; 后每 28 天 / 次	肌注
AI	阿那曲唑	1 mg	Qd	口服
	来曲唑	2.5 mg	Qd	口服
	依西美坦	25 mg	Qd	口服
mTOR 抑制剂	依维莫司	10 mg	Qd	口服
CDK4/6 抑制剂	阿贝西利	150 mg	Bid	口服
	哌柏西利	125 mg	D1~21; 28 d/ 疗程	口服
	瑞波西利	600 mg	D1~21; 28 d/ 疗程	口服
	达尔西利	150 mg	D1~21; 28 d/ 疗程	口服
HDAC 抑制剂	西达本胺	30 mg	Biw	口服
PI3K 抑制剂	阿培利司	300 mg	Qd	口服
LHRH-a	戈舍瑞林（植入剂）	3.6 mg	Qm	皮下
	戈舍瑞林（微球）	3.6 mg	Qm	肌注
	亮丙瑞林	3.75 mg	Qm	皮下
	亮丙瑞林	11.25 mg	Q3m	皮下
孕激素类	醋酸甲地孕酮	160 mg	Qd	口服

参考文献

1. 乳腺癌风险评估与诊断

[1] FISHER B, COSTANTINO JP, WICKERHAM DL, et al. Tamoxifen for prevention of breast cancer: report of the National Surgical Adjuvant Breast and Bowel Project P-1 Study[J]. J Natl Cancer Inst, 1998, 90(18): 1371-1388.

[2] FISHER B, COSTANTINO J P, WICKERHAM D L, et al. Tamoxifen for the prevention of breast cancer: current status of the National Surgical Adjuvant Breast and Bowel Project P-1 study[J]. J Natl Cancer Inst, 2005, 97(22): 1652-1662.

[3] DECENSI A, PUNTONI M, GUERRIERI-GONZAGA A, et al. Randomized placebo controlled trial of low-dose tamoxifen to prevent local and contralateral recurrence in breast intraepithelial neoplasia[J]. J Clin Oncol, 2019, 37(19): 1629-1637.

[4] LAZZERONI M, PUNTONI M, GUERRIERI-GONZAGA A, et al. Randomized placebo controlled trial of low-dose tamoxifen to prevent recurrence in breast noninvasive neoplasia: a 10-year follow-up of TAM-01 study[J]. J Clin Oncol, 2023, 41(17): 3116-3121.

[5] CUZICK J, SESTAK I, FORBES J F, et al. Use of anastrozole for breast cancer prevention (IBIS-II): long-term results of a randomised controlled trial[J]. Lancet, 2020, 395(10218): 117-122.

[6] CUZICK J, SESTAK I, FORBES J F, et al. Anastrozole for prevention of breast cancer in high-risk postmenopausal women (IBIS- II an international, double-blind, randomised placebo-controlled trial[J]. Lancet, 2014, 383(9922): 1041-1048.

[7] GOSS P E, INGLE J N, ALÉS-MARTÍNEZ J E, et al. Exemestane for breast-cancer prevention in postmenopausal women[J]. N Engl J Med, 2011, 364(25): 2381-2391.

[8] AMERICAN COLLEGE OF RADIOLOGY. ACR Appropriateness Criteria®[DB/OL]. [2023-12-22]. https://acsearch.acr.org/list.

[9] D'ORSI C, MORRIS E, MENDELSON E. ACR BI-RADS® Atlas, Breast Imaging Reporting and Data System[M]. American College of Radiology, 2013.

2. 乳腺癌分期和病理

[1] LEHMANN B D, JOVANOVIĆ B, CHEN X, et al. Refinement of triple-negative breast cancer molecular subtypes: implications for neoadjuvant chemotherapy selection[J]. PLoS One, 2016, 11(6): e0157368.

[2] LEHMANN B D, BAUER J A, CHEN X, et al. Identification of human triple-negative breast cancer subtypes and preclinical models for selection of targeted therapies[J]. J Clin Invest, 2011, 121(7): 2750-2767.

[3] JIANG Y Z, MA D, SUO C, et al. Genomic and transcriptomic landscape of triple-negative breast cancers: subtypes and treatment strategies[J]. Cancer Cell, 2019, 35(3): 428-440.

[4] ALLISON K H, HAMMOND M E H, DOWSETT M, et al. Estrogen and progesterone receptor testing in breast cancer: ASCO/CAP guideline update[J]. J Clin Oncol, 2020, 38(12): 1346-1366.

[5] WOLFF A C, HAMMOND M E H, ALLISON K H, et al. Human epidermal growth factor receptor 2 testing in breast cancer: American Society of Clinical Oncology/College of American Pathologists clinical practice guideline focused update[J]. J Clin Oncol, 2018, 36(20): 2105-2122.

[6]《乳腺癌 HER2 检测指南（2019 版）》编写组 . 乳腺癌 HER2 检测指南（2019 版）[J]. 中华病理学杂志 , 2019,48(3): 169-175.

[7] WOLFF A C, SOMERFIELD MR, DOWSETT M, et al. Human epidermal growth factor receptor 2 testing in breast cancer: ASCO-College of American Pathologists guideline update[J]. J Clin Oncol, 2023, 41(22): 3867-3872.

[8] TARANTINO P, VIALE G, PRESS M F, et al. ESMO expert consensus statements (ECS) on the definition, diagnosis, and management of HER2-low breast cancer[J]. Ann Oncol, 2023, 34(8): 645-659.

[9] CORTES J, CESCON D W, RUGO H S, et al. Pembrolizumab plus chemotherapy versus placebo plus chemotherapy for previously untreated locally recurrent inoperable or metastatic triple-negative breast cancer (KEYNOTE-355): a randomised, placebo-controlled, double-blind, phase 3 clinical trial[J]. Lancet, 2020, 396(10265): 1817-1828.

3. 乳腺导管原位癌

[1]《中国乳腺导管原位癌病理诊断共识（2022 版）》编写组 . 中国乳腺导管原位癌病理诊断共识（2022 版）[J]. 中华病理学杂志 ,2022,51

（9）:812-818.

[2] SILVERSTEIN M J. The University of Southern California/Van Nuys prognostic index for ductal carcinoma in situ of the breast[J]. Am J Surg, 2003, 186(4): 337-343.

[3] MARINOVICH M L, AZIZI L, MACASKILL P, et al. The association of surgical margins and local recurrence in women with ductal carcinoma in situ treated with breast-conserving therapy: a meta-analysis[J]. Ann Surg Oncol, 2016, 23(12): 3811-3821.

[4] MORROW M, VAN ZEE K J, SOLIN L J, et al. Society of Surgical Oncology-American Society for Radiation Oncology-American Society of Clinical Oncology consensus guideline on margins for breast-conserving surgery with whole-breast irradiation in ductal carcinoma in situ[J]. J Clin Oncol, 2016, 34(33): 4040-4046.

[5] EARLY BREAST CANCER TRIALISTS' COLLABORATIVE GROUP (EBCTCG), CORREA C, MCGALE P, et al. Overview of the randomized trials of radiotherapy in ductal carcinoma in situ of the breast[J]. J Natl Cancer Inst Monogr, 2010, 2010(41): 162-177.

[6] KING M T, LINK E K, WHELAN T J, et al. Quality of life after breast-conserving therapy and adjuvant radiotherapy for non-low-risk ductal carcinoma in situ (BIG 3-07/TROG 07.01): 2-year results of a randomised, controlled, phase 3 trial[J]. Lancet Oncol, 2020, 21(5): 685-698.

[7] SMITH B D, BELLON J R, BLITZBLAU R, et al. Radiation therapy for the whole breast: Executive summary of an American Society for Radiation Oncology (ASTRO) evidence-based guideline[J]. Pract Radiat Oncol, 2018, 8(3): 145-152.

[8] MCCORMICK B, WINTER K A, WOODWARD W, et al. Randomized phase III trial evaluating radiation following surgical excision for good-risk ductal carcinoma in situ: long-term report from NRG oncology/RTOG 9804[J]. J Clin Oncol, 2021, 39(32): 3574-3582.

[9] CORREA C, HARRIS E E, LEONARDI M C, et al. Accelerated partial breast irradiation: executive summary for the update of an ASTRO Evidence-Based Consensus Statement[J]. Pract Radiat Oncol, 2017, 7(2): 73-79.

[10] WAPNIR I L, DIGNAM J J, FISHER B, et al. Long-term outcomes of invasive ipsilateral breast tumor recurrences after lumpectomy in NSABP B-17 and B-24 randomized clinical trials for DCIS[J]. J Natl Cancer Inst, 2011, 103(6): 478-488.

[11] MARGOLESE R G, CECCHINI R S, JULIAN T B, et al. Anastrozole versus tamoxifen in postmenopausal women with ductal carcinoma in situ undergoing lumpectomy plus radiotherapy (NSABP B-35): a randomised, double-blind, phase 3 clinical trial[J]. Lancet, 2016, 387(10021): 849-856.

[12] FORBES J F, SESTAK I, HOWELL A, et al. Anastrozole versus tamoxifen for the prevention of locoregional and contralateral breast cancer in postmenopausal women with locally excised ductal carcinoma in situ (IBIS- II DCIS): a double-blind, randomised controlled trial[J]. Lancet, 2016, 387(10021): 866-873.

[13] FISHER B, DIGNAM J, WOLMARK N, et al. Tamoxifen in treatment of intraductal breast cancer: National Surgical Adjuvant Breast and Bowel Project B-24 randomised controlled trial[J]. Lancet, 1999, 353(9169): 1993-2000.

4. 浸润性乳腺癌外科处理

[1] EARLY BREAST CANCER TRIALISTS' COLLABORATIVE GROUP. Effects of radiotherapy and surgery in early breast cancer. An overview of the randomized trials[J]. N Engl J Med, 1995, 333(22): 1444-1455.

[2] FISHER B, ANDERSON S, BRYANT J, et al. Twenty-year follow-up of a randomized trial comparing total mastectomy, lumpectomy, and lumpectomy plus irradiation for the treatment of invasive breast cancer[J]. N Engl J Med, 2002, 347(16): 1233-1241.

[3] VERONESI U, CASCINELLI N, MARIANI L, et al. Twenty-year follow-up of a randomized study comparing breast-conserving surgery with radical mastectomy for early breast cancer[J]. N Engl J Med, 2002, 347(16): 1227-1232.

[4] EARLY BREAST CANCER TRIALISTS' COLLABORATIVE GROUP (EBCTCG). Long-term outcomes for neoadjuvant versus adjuvant chemotherapy in early breast cancer: meta-analysis of individual patient data from ten randomised trials[J]. Lancet Oncol, 2018, 19(1): 27-39.

[5] MORAN M S, SCHNITT S J, GIULIANO A E, et al. Society of Surgical Oncology-American Society for Radiation Oncology consensus guideline on margins for breast-conserving surgery with whole-breast irradiation in stages I and II invasive breast cancer[J]. J Clin Oncol, 2014, 32(14): 1507-1515.

[6] Bundred JR, Michael S, Stuart B, et al. Margin status and survival outcomes after breast cancer conservation surgery: prospectively registered systematic review and meta-analysis[J]. BMJ, 2022, 378: e070346.

[7] ARTHUR D W, WINTER K A, KUERER H M, et al. Effectiveness of breast-conserving surgery and 3-dimensional conformal partial breast reirradiation for recurrence of breast cancer in the ipsilateral breast: the NRG oncology/RTOG 1014 phase 2 clinical trial[J]. JAMA Oncol, 2020, 6(1): 75-82.

[8] POODT I G M, VUGTS G, MAASKANT-BRAAT A J G, et al. Risk of regional recurrence after negative repeat sentinel lymph node biopsy in patients with ipsilateral breast tumor recurrence[J]. Ann Surg Oncol, 2018, 25(5): 1312-1321.

[9] CHATTERJEE A, GASS J, PATEL K, et al. A consensus definition and classification system of oncoplastic surgery developed by the American Society of Breast Surgeons[J]. Ann Surg Oncol, 2019, 26(11): 3436-3444.

[10] KRAG D N, ANDERSON S J, JULIAN T B, et al. Sentinel-lymph-node resection compared with conventional axillary-lymph-node dissection in clinically node-negative patients with breast cancer: overall survival findings from the NSABP B-32 randomised phase 3 trial[J]. Lancet Oncol, 2010, 11(10): 927-933.

[11] GIULIANO A E, BALLMAN K V, MCCALL L, et al. Effect of axillary dissection vs no axillary dissection on 10-year overall survival among women with invasive breast cancer and sentinel node metastasis: the ACOSOG Z0011 (Alliance) randomized clinical trial[J]. JAMA, 2017, 318(10): 918-926.

[12] GIULIANO A E, HUNT K K, BALLMAN K V, et al. Axillary dissection vs no axillary dissection in women with invasive breast cancer and sentinel node metastasis: a randomized clinical trial[J]. JAMA, 2011, 305(6): 569-575.

[13] GALIMBERTI V, COLE B F, VIALE G, et al. Axillary dissection versus no axillary dissection in patients with breast cancer and sentinel-node micrometastases (IBCSG 23-01): 10-year follow-up of a randomised, controlled phase 3 trial[J]. Lancet Oncol, 2018, 19(10): 1385-1393.

[14] DONKER M, VAN TIENHOVEN G, STRAVER M E, et al. Radiotherapy or surgery of the axilla after a positive sentinel node in breast cancer (EORTC 10981-22023 AMAROS): a randomised, multicentre, open-label, phase 3 non-inferiority trial[J]. Lancet Oncol, 2014, 15(12): 1303-1310.

[15] BARTELS S A L, DONKER M, PONCET C, et al. Radiotherapy or surgery of the axilla after a positive sentinel node in breast cancer: 10-year results of the randomized controlled EORTC 10981-22023 AMAROS Trial[J]. J Clin Oncol, 2023, 41(12): 2159-2165.

[16] BOUGHEY J C, SUMAN V J, MITTENDORF E A, et al. Sentinel lymph node surgery after neoadjuvant chemotherapy in patients with node-positive breast cancer: the ACOSOG Z1071 (Alliance) clinical trial[J]. JAMA, 2013, 310(14): 1455-1461.

[17] WETZIG N, GILL P G, ESPINOZA D, et al. Sentinel-lymph-node-based management or routine axillary clearance? Five-year outcomes of the RACS sentinel node biopsy versus axillary clearance (SNAC) 1 trial: Assessment and incidence of true lymphedema[J]. Ann Surg Oncol, 2017, 24(4): 1064-1070.

[18] KUEHN T, BAUERFEIND I, FEHM T, et al. Sentinel-lymph-node biopsy in patients with breast cancer before and after neoadjuvant chemotherapy (SENTINA): a prospective, multicentre cohort study[J]. Lancet Oncol, 2013, 14(7): 609-618.

[19] 中国抗癌协会乳腺癌专业委员会，中国医师协会外科医师分会乳腺外科医师专委会，吴炅，等. 乳腺肿瘤整形与乳房重建专家共识（2018年版）[J]. 中国癌症杂志，2018，28（6）：439-480.

5. 浸润性乳腺癌的辅助放疗

[1] SMITH B D, BELLON J R, BLITZBLAU R, et al. Radiation therapy for the whole breast: executive summary of an American Society for Radiation Oncology (ASTRO) evidence-based guideline[J]. Pract Radiat Oncol, 2018, 8(3): 145-152.

[2] DARBY S, MCGALE P, CORREA C, et al. Effect of radiotherapy after breast-conserving surgery on 10-year recurrence and 15-year breast cancer death: meta-analysis of individual patient data for 10 801 women in 17 randomised trials[J]. Lancet, 2011, 378(9804): 1707-1716.

[3] WHELAN T J, OLIVOTTO I A, PARULEKAR W R, et al. Regional nodal irradiation in early-stage breast cancer[J]. N Engl J Med, 2015, 373(4): 307-316.

[4] POORTMANS P M, WELTENS C, FORTPIED C, et al. Internal mammary and medial supraclavicular lymph node chain irradiation in stage I / II breast cancer (EORTC 22922/10925): 15-year results of a randomised, phase 3 trial[J]. Lancet Oncol, 2020, 21(12): 1602-1610.

[5] CORREA C, HARRIS E E, LEONARDI M C, et al. Accelerated partial breast irradiation: executive summary for the update of an ASTRO Evidence-Based Consensus Statement[J]. Pract Radiat Oncol, 2017, 7(2): 73-79.

[6] WANG S L, FANG H, HU C, et al. Hypofractionated versus conventional fractionated radiotherapy after breast-conserving surgery in the modern treatment era: a multicenter, randomized controlled trial from China[J]. J Clin Oncol, 2020, 38(31): 3604-3614.

[7] GALIMBERTI V, COLE B F, VIALE G, et al. Axillary dissection versus no axillary dissection in patients with breast cancer and sentinel-node micrometastases (IBCSG 23-01): 10-year follow-up of a randomised, controlled phase 3 trial[J]. Lancet Oncol, 2018, 19(10): 1385-1393.

[8] DONKER M, VAN TIENHOVEN G, STRAVER M E, et al. Radiotherapy or surgery of the axilla after a positive sentinel node in breast cancer (EORTC 10981-22023 AMAROS): a randomised, multicentre, open-label, phase 3 non-inferiority trial[J]. Lancet Oncol, 2014, 15(12): 1303-1310.

[9] GIULIANO A E, BALLMAN K V, MCCALL L, et al. Effect of axillary dissection vs no axillary dissection on 10-year overall survival among women with invasive breast cancer and sentinel node metastasis: the ACOSOG Z0011 (Alliance) randomized clinical trial[J]. JAMA, 2017, 318(10): 918-926.

[10] POORTMANS P M, COLLETTE S, KIRKOVE C, et al. Internal mammary and medial supraclavicular irradiation in breast cancer[J]. N Engl J Med, 2015, 373(4): 317-327.

[11] MCGALE P, TAYLOR C, CORREA C, et al. Effect of radiotherapy after mastectomy and axillary surgery on 10-year recurrence and 20-year breast cancer mortality: meta-analysis of individual patient data for 8 135 women in 22 randomised trials[J]. Lancet, 2014, 383(9935): 2127-2135.

[12] WANG S L, FANG H, SONG Y W, et al. Hypofractionated versus conventional fractionated postmastectomy radiotherapy for patients with high-risk breast cancer: a randomised, non-inferiority, open-label, phase 3 trial[J]. Lancet Oncol, 2019, 20(3): 352-360.

6. 乳腺癌新辅助治疗

[1] CORTAZAR P, ZHANG L, UNTCH M, et al. Pathological complete response and long-term clinical benefit in breast cancer: the CTNeoBC pooled analysis[J]. Lancet, 2014, 384(9938): 164-172.

[2] LITTON J K, REGAN M M, PUSZTAI L, et al. Standardized definitions for efficacy end points in neoadjuvant breast cancer clinical trials: NeoSTEEP[J]. J Clin Oncol, 2023, 41(27): 4433-4442.

[3] OGSTON K N, MILLER I D, PAYNE S, et al. A new histological grading system to assess response of breast cancers to primary chemotherapy: prognostic significance and survival[J]. Breast, 2003, 12(5): 320-327.

[4] SYMMANS W F, PEINTINGER F, HATZIS C, et al. Measurement of residual breast cancer burden to predict survival after neoadjuvant chemotherapy[J]. J Clin Oncol, 2007, 25(28): 4414-4422.

[5] SYMMANS W F, WEI C, GOULD R, et al. Long-term prognostic risk after neoadjuvant chemotherapy associated with residual cancer burden and breast cancer subtype[J]. J Clin Oncol, 2017, 35(10): 1049-1060.

[6] BEAR H D, ANDERSON S, BROWN A, et al. The effect on tumor response of adding sequential preoperative docetaxel to preoperative doxorubicin and cyclophosphamide: preliminary results from National Surgical Adjuvant Breast and Bowel Project Protocol B-27[J]. J Clin Oncol, 2003, 21(22): 4165-4174.

[7] BEAR H D, ANDERSON S, SMITH R E, et al. Sequential preoperative or postoperative docetaxel added to preoperative doxo-rubicin plus cyclophosphamide for operable breast cancer:National Surgical Adjuvant Breast and Bowel Project Protocol B-27[J]. J Clin Oncol, 2006, 24(13): 2019-2027.

[8] WU J, JIANG Z, LIU Z, et al. Neoadjuvant pyrotinib, trastuzumab, and docetaxel for HER2-positive breast cancer (PHEDRA): a double-blind, randomized phase 3 trial[J]. BMC Med, 2022, 20(1): 498.

[9] GIANNI L, PIENKOWSKI T, IM Y H, et al. Efficacy and safety of neoadjuvant pertuzumab and trastuzumab in women with locally advanced, inflammatory, or early HER2-positive breast cancer (NeoSphere): a randomised multicentre, open-label, phase 2 trial[J]. Lancet Oncol, 2012, 13(1): 25-32.

[10] LOIBL S, O'SHAUGHNESSY J, UNTCH M, et al. Addition of the PARP inhibitor veliparib plus carboplatin or carboplatin alone

to standard neoadjuvant chemotherapy in triple-negative breast cancer (BrighTNess): a randomised, phase 3 trial[J]. Lancet Oncol, 2018, 19(4): 497-509.

[11] GEYER C E, SIKOV W M, HUOBER J, et al. Long-term efficacy and safety of addition of carboplatin with or without veliparib to standard neoadjuvant chemotherapy in triple-negative breast cancer: 4-year follow-up data from BrighTNess, a randomized phase III trial[J]. Ann Oncol, 2022, 33(4): 384-394.

[12] VON MINCKWITZ G, SCHNEEWEISS A, LOIBL S, et al. Neoadjuvant carboplatin in patients with triple-negative and HER2-positive early breast cancer (GeparSixto; GBG 66): a randomised phase 2 trial[J]. Lancet Oncol, 2014, 15(7): 747-756.

[13] SCHMID P, CORTES J, PUSZTAI L, et al. Pembrolizumab for early triple-negative breast cancer[J]. N Engl J Med, 2020, 382(9): 810-821.

[14] SCHMID P, CORTES J, DENT R, et al. Event-free survival with pembrolizumab in early triple-negative breast cancer[J]. N Engl J Med, 2022, 386(6): 556-567.

[15] VON MINCKWITZ G, HUANG C S, MANO M S, et al. Trastuzumab emtansine for residual invasive HER2-positive breast cancer[J]. N Engl J Med, 2019, 380(7): 617-628.

[16] MARTIN M, HOLMES F A, EJLERTSEN B, et al. Neratinib after trastuzumab-based adjuvant therapy in HER2-positive breast cancer (ExteNET): 5-year analysis of a randomised, double-blind, placebo-controlled, phase 3 trial[J]. Lancet Oncol, 2017, 18(12): 1688-1700.

[17] CHAN A, MOY B, MANSI J, et al. Final efficacy results of neratinib in HER2-positive hormone receptor-positive early-stage breast cancer from the phase III ExteNET trial[J]. Clin Breast Cancer, 2021, 21(1): 80-91.e7.

[18] MASUDA N, LEE S J, OHTANI S, et al. Adjuvant Capecitabine for breast cancer after preoperative chemotherapy[J]. N Engl J Med, 2017, 376(22): 2147-2159.

[19] VON MINCKWITZ G, BLOHMER J U, COSTA S D, et al. Response-guided neoadjuvant chemotherapy for breast cancer[J]. J Clin Oncol, 2013, 31(29): 3623-3630.

[20] MARTIN M, HEGG R, KIM S B, et al. Treatment with adjuvant abemaciclib plus endocrine therapy in patients with high-risk

early breast cancer who received neoadjuvant chemotherapy: a prespecified analysis of the monarchE randomized clinical trial[J]. JAMA Oncol, 2022, 8(8): 1190-1194.

[21] HARBECK N, RASTOGI P, MARTIN M, et al. Adjuvant abemaciclib combined with endocrine therapy for high-risk early breast cancer: updated efficacy and Ki-67 analysis from the monarchE study[J]. Ann Oncol, 2021, 32(12): 1571-1581.

7. 浸润性乳腺癌辅助全身治疗

[1] SPARANO J A, GRAY R J, MAKOWER D F, et al. Adjuvant chemotherapy guided by a 21-gene expression assay in breast cancer[J]. N Engl J Med, 2018, 379(2): 111-121.

[2] ANDRE F, ISMAILA N, HENRY N L, et al. Use of biomarkers to guide decisions on adjuvant systemic therapy for women with early-stage invasive breast cancer: ASCO Clinical Practice Guideline Update-Integration of results from TAILORx[J]. J Clin Oncol, 2019, 37(22): 1956-1964.

[3] CARDOSO F, VAN'T VEER L J, BOGAERTS J, et al. 70-Gene signature as an aid to treatment decisions in early-stage breast cancer[J]. N Engl J Med, 2016;375(8):717-729.

[4] PICCART M, VAN'T VEER L J, PONCET C, et al. 70-Gene signature as an aid for treatment decisions in early breast cancer: updated results of the phase 3 randomised MINDACT trial with an exploratory analysis by age[J]. Lancet Oncol, 2021, 22(4): 476-488.

[5] JONES S, HOLMES F A, O'SHAUGHNESSY J, et al. Docetaxel with cyclophosphamide is associated with an overall survival benefit compared with Doxorubicin and Cyclophosphamide: 7-year follow-up of US Oncology Research Trial 9735[J]. J Clin Oncol, 2009, 27(8): 1177-1183.

[6] EARLY BREAST CANCER TRIALISTS' COLLABORATIVE GROUP (EBCTCG), PETO R, DAVIES C, et al. Comparisons between different polychemotherapy regimens for early breast cancer: meta-analyses of long-term outcome among 100 000 women in 123 randomised trials[J]. Lancet, 2012, 379(9814): 432-444.

[7] BLUM J L, FLYNN P J, YOTHERS G, et al. Anthracyclines in early breast cancer: the ABC Trials-USOR 06-090, NSABP B-46-I/USOR 07132, and NSABP B-49 (NRG Oncology)[J]. J Clin Oncol, 2017, 35(23): 2647-2655.

[8] NITZ U, GLUZ O, CLEMENS M, et al. West German Study PlanB Trial: adjuvant four cycles of epirubicin and cyclophosphamide plus docetaxel versus six cycles of docetaxel and cyclophosphamide in HER2-negative early breast cancer[J]. J Clin Oncol, 2019, 37(10): 799-808.

[9] EARLY BREAST CANCER TRIALISTS' COLLABORATIVE GROUP (EBCTCG). Anthracycline-containing and taxane-containing chemotherapy for early-stage operable breast cancer: a patient-level meta-analysis of 100 000 women from 86 randomised trials[J]. Lancet, 2023, 401(10384): 1277-1292.

[10] EIERMANN W, PIENKOWSKI T, CROWN J, et al. Phase III study of doxorubicin/cyclophosphamide with concomitant versus sequential docetaxel as adjuvant treatment in patients with human epidermal growth factor receptor 2-normal, node-positive breast cancer: BCIRG-005 trial[J]. J Clin Oncol, 2011, 29(29): 3877-3884.

[11] DEL MASTRO L, POGGIO F, BLONDEAUX E, et al. Fluorouracil and dose-dense adjuvant chemotherapy in patients with early-stage breast cancer (GIM2): end-of-study results from a randomised, phase 3 trial[J]. Lancet Oncol, 2022, 23(12): 1571-1582.

[12] EARLY BREAST CANCER TRIALISTS' COLLABORATIVE GROUP (EBCTCG), DAVIES C, GODWIN J, et al. Relevance of breast cancer hormone receptors and other factors to the efficacy of adjuvant tamoxifen: patient-level meta-analysis of randomised trials[J]. Lancet, 2011, 378(9793): 771-784.

[13] EARLY BREAST CANCER TRIALISTS' COLLABORATIVE GROUP (EBCTCG). Aromatase inhibitors versus tamoxifen in early breast cancer: patient-level meta-analysis of the randomised trials[J]. Lancet, 2015, 386(10001): 1341-1352.

[14] FRANCIS P A, PAGANI O, FLEMING G F, et al. Tailoring adjuvant endocrine therapy for premenopausal breast cancer[J]. N Engl J Med, 2018, 379(2): 122-137.

[15] DAVIES C, PAN H, GODWIN J, et al. Long-term effects of continuing adjuvant tamoxifen to 10 years versus stopping at 5 years after diagnosis of oestrogen receptor-positive breast cancer: ATLAS, a randomised trial[J]. Lancet, 2013, 381(9869): 805-816.

[16] GOSS P E, INGLE J N, MARTINO S, et al. A randomized trial of letrozole in postmenopausal women after five years of tamoxifen therapy for early-stage breast cancer[J]. N Engl J Med, 2003, 349(19): 1793-1802.

[17] INGLE J N, TU D, PATER J L, et al. Intent-to-treat analysis of the placebo-controlled trial of letrozole for extended adjuvant

therapy in early breast cancer: NCIC CTG MA.17[J]. Ann Oncol, 2008, 19(5): 877-882.

[18] JIN H, TU D, ZHAO N, et al. Longer-term outcomes of letrozole versus placebo after 5 years of tamoxifen in the NCIC CTG MA.17 trial: analyses adjusting for treatment crossover[J]. J Clin Oncol, 2012, 30(7): 718-721.

[19] HARBECK N, RASTOGI P, MARTIN M, et al. Adjuvant abemaciclib combined with endocrine therapy for high-risk early breast cancer: updated efficacy and Ki-67 analysis from the monarche study[J]. Ann Oncol, 2021, 32(12): 1571-1581.

[20] MAMOUNAS E P, BANDOS H, LEMBERSKY B C, et al. Use of letrozole after aromatase inhibitor-based therapy in postmenopausal breast cancer (NRG Oncology/NSABP B-42): a randomised, double-blind, placebo-controlled, phase 3 trial[J]. Lancet Oncol, 2019, 20(1): 88-99.

[21] REGAN M M, FRANCIS P A, PAGANI O, et al. Absolute benefit of adjuvant endocrine therapies for premenopausal women with hormone receptor-positive, human epidermal growth factor receptor 2-negative early breast cancer: TEXT and SOFT trials[J]. J Clin Oncol, 2016, 34(19): 2221-2231.

[22] DOWSETT M, SESTAK I, REGAN M M, et al. Integration of clinical variables for the prediction of late distant recurrence in patients with estrogen receptor-positive breast cancer treated with 5 years of endocrine therapy: CTS5[J]. J Clin Oncol, 2018, 36(19): 1941-1948.

[23] TOLANEY S M, GUO H, PERNAS S, et al. Seven-year follow-up analysis of adjuvant paclitaxel and trastuzumab trial for node-negative, human epidermal growth factor receptor 2-positive breast cancer[J]. J Clin Oncol, 2019, 37(22): 1868-1875.

[24] TOLANEY S M, TARANTINO P, GRAHAM N, et al. Adjuvant paclitaxel and trastuzumab for node-negative, HER2-positive breast cancer: final 10-year analysis of the open-label, single-arm, phase 2 APT trial[J]. Lancet Oncol, 2023, 24(3): 273-285.

[25] PEREZ E A, ROMOND E H, SUMAN V J, et al. Trastuzumab plus adjuvant chemotherapy for human epidermal growth factor receptor 2-positive breast cancer: planned joint analysis of overall survival from NSABP B-31 and NCCTG N9831[J]. J Clin Oncol, 2014, 32(33): 3744-3752.

[26] CAMERON D, PICCART-GEBHART M J, GELBER R D, et al. 11 years' follow-up of trastuzumab after adjuvant chemotherapy in HER2-positive early breast cancer: final analysis of the herceptin adjuvant (HERA) trial[J]. Lancet, 2017,

389(10075): 1195-1205.

[27] SLAMON D, EIERMANN W, ROBERT N, et al. Adjuvant trastuzumab in HER2-positive breast cancer[J]. N Engl J Med, 2011, 365(14): 1273-1283.

[28] VON MINCKWITZ G, PROCTER M, DE AZAMBUJA E, et al. Adjuvant pertuzumab and trastuzumab in early HER2-positive breast cancer[J]. N Engl J Med, 2017, 377(2): 122-131.

[29] MARTIN M, HOLMES FA, EJLERTSEN B, et al. Neratinib after trastuzumab-based adjuvant therapy in HER2-positive breast cancer (ExteNET): 5-year analysis of a randomised, double-blind, placebo-controlled, phase 3 trial[J]. Lancet Oncol, 2017, 18(12): 1688-1700.

[30] SPARANO J A, WANG M, MARTINO S, et al. Weekly paclitaxel in the adjuvant treatment of breast cancer[J]. N Engl J Med, 2008, 358(16): 1663-1671.

[31] CITRON M L, BERRY DA, CIRRINCIONE C, et al. Randomized trial of dose-dense versus conventionally scheduled and sequential versus concurrent combination chemotherapy as postoperative adjuvant treatment of node-positive primary breast cancer: first report of intergroup trial C9741/cancer and leukemia group B trial 9741[J]. J Clin Oncol, 2003, 21(8): 1431-1439.

[32] EARLY BREAST CANCER TRIALISTS' COLLABORATIVE GROUP (EBCTCG). Increasing the dose intensity of chemotherapy by more frequent administration or sequential scheduling: a patient-level meta-analysis of 37 298 women with early breast cancer in 26 randomised trials[J]. Lancet, 2019, 393(10179): 1440-1452.

[33] YU K D, YE F G, HE M, et al. Effect of adjuvant paclitaxel and carboplatin on survival in women with triple-negative breast cancer: a phase 3 randomized clinical trial[J]. JAMA Oncol, 2020, 6(9): 1390-1396.

[34] WANG X, WANG S S, HUANG H, et al. Effect of capecitabine maintenance therapy using lower dosage and higher frequency vs observation on disease-free survival among patients with early-stage triple-negative breast cancer who had received standard treatment: the SYSUCC-001 randomized clinical trial[J]. JAMA, 2021, 325(1): 50-58.

[35] TUTT A N J, GARBER J E, KAUFMAN B, et al. Adjuvant olaparib for patients with BRCA1- or BRCA2-mutated breast cancer[J]. N Engl J Med, 2021, 384(25): 2394-2405.

8. 进展期乳腺癌的治疗

[1] CARDOSO F, PALUCH-SHIMON S, SENKUS E, et al. 5th ESO-ESMO international consensus guidelines for advanced breast cancer (ABC 5)[J]. Ann Oncol, 2020, 31(12): 1623-1649.

[2] LÜFTNER D, FASCHING P A, HAIDINGER R, et al. ABC6 consensus: assessment by a group of German experts[J]. Breast Care (Basel), 2022, 17(1): 90-100.

[3] FINN R S, MARTIN M, RUGO H S, et al. Palbociclib and letrozole in advanced breast cancer[J]. N Engl J Med, 2016, 375(20): 1925-1936.

[4] RUGO H S, FINN R S, DIÉRAS V, et al. Palbociclib plus letrozole as first-line therapy in estrogen receptor-positive/human epidermal growth factor receptor 2-negative advanced breast cancer with extended follow-up[J]. Breast Cancer Res Treat, 2019, 174(3): 719-729.

[5] GOETZ M P, TOI M, CAMPONE M, et al. MONARCH 3: abemaciclib as initial therapy for advanced breast cancer[J]. J Clin Oncol, 2017;35(32):3638-3646.

[6] JOHNSTON S, MARTIN M, DI LEO A, et al. MONARCH 3 final PFS: a randomized study of abemaciclib as initial therapy for advanced breast cancer[J]. NPJ Breast Cancer, 2019, 5: 5.

[7] SLAMON D J, NEVEN P, CHIA S, et al. Phase Ⅲ randomized study of ribociclib and fulvestrant in hormone receptor-positive, human epidermal growth factor receptor 2-negative advanced breast cancer: MONALEESA-3[J]. J Clin Oncol, 2018, 36(24): 2465-2472.

[8] ROBERTSON J F R, BONDARENKO I M, TRISHKINA E, et al. Fulvestrant 500 mg versus anastrozole 1 mg for hormone receptor-positive advanced breast cancer (FALCON): an international, randomised, double-blind, phase 3 trial[J]. Lancet, 2016, 388(10063): 2997-3005.

[9] CRISTOFANILLI M, TURNER N C, BONDARENKO I, et al. Fulvestrant plus palbociclib versus fulvestrant plus placebo for treatment of hormone-receptor-positive, HER2-negative metastatic breast cancer that progressed on previous endocrine therapy (PALOMA-3): final analysis of the multicentre, double-blind, phase 3 randomised controlled trial[J]. Lancet Oncol, 2016, 17(4):

425-439.

[10] TURNER N C, SLAMON D J, RO J, et al. Overall survival with palbociclib and fulvestrant in advanced breast cancer[J]. N Engl J Med, 2018, 379(20): 1926-1936.

[11] BASELGA J, CAMPONE M, Piccart M, et al. Everolimus in postmenopausal hormone-receptor-positive advanced breast cancer[J]. N Engl J Med, 2012, 366(6): 520-529.

[12] YARDLEY D A, NOGUCHI S, PRITCHARD K I, et al. Everolimus plus exemestane in postmenopausal patients with HR(+) breast cancer: BOLERO-2 final progression-free survival analysis[J]. Adv Ther, 2013, 30(10): 870-884.

[13] ANDRÉ F, CIRUELOS E, RUBOVSZKY G, et al. Alpelisib for PIK3CA-mutated, hormone receptor-positive advanced breast cancer[J]. N Engl J Med, 2019, 380(20): 1929-1940.

[14] BASELGA J, CORTÉS J, KIM S B, et al. Pertuzumab plus trastuzumab plus docetaxel for metastatic breast cancer[J]. N Engl J Med, 2012, 366(2): 109-119.

[15] SLAMON D J, LEYLAND-JONES B, SHAK S, et al. Use of chemotherapy plus a monoclonal antibody against HER2 for metastatic breast cancer that overexpresses HER2[J]. N Engl J Med, 2001, 344(11): 783-792.

[16] MARTY M, COGNETTI F, MARANINCHI D, et al. Randomized phase II trial of the efficacy and safety of trastuzumab combined with docetaxel in patients with human epidermal growth factor receptor 2-positive metastatic breast cancer administered as first-line treatment: the M77001 study group[J]. J Clin Oncol, 2005, 23(19): 4265-4274.

[17] ROBERT N, LEYLAND-JONES B, ASMAR L, et al. Randomized phase III study of trastuzumab, paclitaxel, and carboplatin compared with trastuzumab and paclitaxel in women with HER-2-overexpressing metastatic breast cancer[J]. J Clin Oncol, 2006, 24(18): 2786-2792.

[18] WARDLEY A M, PIVOT X, MORALES-VASQUEZ F, et al. Randomized phase II trial of first-line trastuzumab plus docetaxel and capecitabine compared with trastuzumab plus docetaxel in HER2-positive metastatic breast cancer[J]. J Clin Oncol, 2010, 28(6): 976-983.

[19] ANDERSSON M, LIDBRINK E, BJERRE K, et al. Phase III randomized study comparing docetaxel plus trastuzumab with

vinorelbine plus trastuzumab as first-line therapy of metastatic or locally advanced human epidermal growth factor receptor 2-positive breast cancer: the HERNATA study[J]. J Clin Oncol, 2011, 29(3): 264-271.

[20] VERMA S, MILES D, GIANNI L, et al. Trastuzumab emtansine for HER2-positive advanced breast cancer[J]. N Engl J Med, 2012, 367(19): 1783-1791.

[21] XU B, YAN M, MA F, et al. Pyrotinib plus capecitabine versus lapatinib plus capecitabine for the treatment of HER2-positive metastatic breast cancer (PHOEBE): a multicentre, open-label, randomised, controlled, phase 3 trial[J]. Lancet Oncol, 2021, 22(3): 351-360.

[22] CORTÉS J, KIM S B, CHUNG W P, et al. Trastuzumab deruxtecan versus trastuzumab emtansine for breast cancer[J]. N Engl J Med, 2022, 386(12): 1143-1154.

[23] HURVITZ S A, HEGG R, CHUNG W P, et al. Trastuzumab deruxtecan versus trastuzumab emtansine in patients with HER2-positive metastatic breast cancer: updated results from DESTINY-breast03, a randomised, open-label, phase 3 trial[J]. Lancet, 2023, 401(10371): 105-117.

[24] SAURA C, OLIVEIRA M, FENG Y H, et al. Neratinib plus capecitabine versus lapatinib plus capecitabine in HER2-positive metastatic breast cancer previously treated with ≥ 2 HER2-directed regimens: phase Ⅲ NALA trial[J]. J Clin Oncol, 2020, 38(27): 3138-3149.

[25] MODI S, SAURA C, YAMASHITA T, et al. Trastuzumab deruxtecan in previously treated HER2-positive breast cancer[J]. N Engl J Med, 2020, 382(7): 610-621.

[26] MURTHY R K, LOI S, OKINES A, et al. Tucatinib, trastuzumab, and capecitabine for HER2-positive metastatic breast cancer[J]. N Engl J Med, 2020, 382(7): 597-609.

[27] MA F, YAN M, LI W, et al. Pyrotinib versus placebo in combination with trastuzumab and docetaxel as first line treatment in patients with HER2 positive metastatic breast cancer (PHILA): randomised, double blind, multicentre, phase 3 trial[J]. BMJ, 2023, 383: e076065.

[28] HUA X, BI X W, ZHAO J L, et al. Trastuzumab plus endocrine therapy or chemotherapy as first-line treatment for patients with

hormone receptor-positive and HER2-positive metastatic breast cancer (SYSUCC-002)[J]. Clin Cancer Res, 2022, 28(4): 637-645.

[29] XU B, YAN M, MA F, et al. Abstract GS3-02: Updated overall survival (OS) results from the phase 3 PHOEBE trial of pyrotinib versus lapatinib in combination with capecitabine in patients with HER2-positive metastatic breast cancer[J]. Cancer Res, 2022, 82(4_Supplement): GS3-02.

[30] DIÉRAS V, MILES D, VERMA S, et al. Trastuzumab emtansine versus capecitabine plus lapatinib in patients with previously treated HER2-positive advanced breast cancer (EMILIA): a descriptive analysis of final overall survival results from a randomised, open-label, phase 3 trial[J]. Lancet Oncol, 2017, 18(6): 732-742.

[31] HU X C, ZHANG J, XU B H, et al. Cisplatin plus gemcitabine versus paclitaxel plus gemcitabine as first-line therapy for metastatic triple-negative breast cancer (CBCSG006): a randomised, open-label, multicentre, phase 3 trial[J]. Lancet Oncol, 2015, 16(4): 436-446.

[32] WANG B, SUN T, ZHAO Y, et al. A randomized phase 3 trial of gemcitabine or nab-paclitaxel combined with cisplatin as first-line treatment in patients with metastatic triple-negative breast cancer[J]. Nat Commun, 2022, 13(1): 4025.

[33] CORTES J, CESCON D W, RUGO H S, et al. Pembrolizumab plus chemotherapy versus placebo plus chemotherapy for previously untreated locally recurrent inoperable or metastatic triple-negative breast cancer (KEYNOTE-355): a randomised, placebo-controlled, double-blind, phase 3 clinical trial[J]. Lancet, 2020, 396(10265): 1817-1828.

[34] ROBSON M, IM S A, SENKUS E, et al. Olaparib for metastatic breast cancer in patients with a germline BRCA mutation[J]. N Engl J Med, 2017, 377(6): 523-533.

[35] BARDIA A, HURVITZ S A, TOLANEY S M, et al. Sacituzumab govitecan in metastatic triple-negative breast cancer[J]. N Engl J Med, 2021, 384(16): 1529-1541.

[36] AMADORI D, AGLIETTA M, ALESSI B, et al. Efficacy and safety of 12-weekly versus 4-weekly zoledronic acid for prolonged treatment of patients with bone metastases from breast cancer (ZOOM): a phase 3, open-label, randomised, non-inferiority trial[J]. Lancet Oncol, 2013, 14(7): 663-670.

[37] STOPECK A T, LIPTON A, BODY J J, et al. Denosumab compared with zoledronic acid for the treatment of bone metastases

in patients with advanced breast cancer: a randomized, double-blind study[J]. J Clin Oncol, 2010, 28(35): 5132-5139.

9. 乳腺癌康复和术后随访

[1] EXECUTIVE COMMITTEE OF THE INTERNATIONAL SOCIETY OF LYMPHOLOGY. The diagnosis and treatment of peripheral lymphedema: 2020 Consensus Document of the International Society of Lymphology[J]. Lymphology, 2020, 53(1): 3-19.

[2] 国家肿瘤质控中心乳腺癌专家委员会，北京乳腺病防治学会健康管理专业委员会．中国乳腺癌随诊随访与健康管理指南 (2022 版)[J]. 中华肿瘤杂志 ,2022, 44(1)：1-28.

[3] COLEMAN R, HADJI P, BODY J J, et al. Bone health in cancer: ESMO Clinical Practice Guidelines[J]. Ann Oncol, 2020, 31(12): 1650-1663.

[4] EARLY BREAST CANCER TRIALISTS' COLLABORATIVE GROUP (EBCTCG). Adjuvant bisphosphonate treatment in early breast cancer: meta-analyses of individual patient data from randomised trials[J]. Lancet, 2015, 386(10001): 1353-1361.

[5] EISEN A, SOMERFIELD M R, ACCORDINO M K, et al. Use of adjuvant bisphosphonates and other bone-modifying agents in breast cancer: ASCO-OH (CCO) guideline update[J]. J Clin Oncol, 2022, 40(7): 787-800.

[6] 中国营养学会．中国居民膳食指南 2022[M]. 北京：人民卫生出版社 ,2022.

[7] CLINTON S K, GIOVANNUCCI E L, HURSTING S D. The World Cancer Research Fund/American Institute for cancer research third expert report on diet, nutrition, physical activity, and cancer: impact and future directions[J]. J Nutr, 2020, 150(4): 663-671.

[8] DEL MASTRO L, BONI L, MICHELOTTI A, et al. Effect of the gonadotropin-releasing hormone analogue triptorelin on the occurrence of chemotherapy-induced early menopause in premenopausal women with breast cancer: a randomized trial[J]. JAMA, 2011, 306(3): 269-276.

[9] LAMBERTINI M, BONI L, MICHELOTTI A, et al. Ovarian suppression with triptorelin during adjuvant breast cancer chemotherapy and long-term ovarian function, pregnancies, and disease-free survival: a randomized clinical trial[J]. JAMA, 2015, 314(24): 2632-2640.

[10] MOORE H C, UNGER J M, PHILLIPS K A, et al. Goserelin for ovarian protection during breast-cancer adjuvant

chemotherapy[J]. N Engl J Med, 2015, 372(10): 923-932.

[11] MOORE H C F, UNGER J M, PHILLIPS K A, et al. Final analysis of the Prevention of Early Menopause Study (POEMS)/ SWOG Intergroup S0230[J]. J Natl Cancer Inst, 2019, 111(2): 210-213.

[12] PARTRIDGE A H, NIMAN S M, RUGGERI M, et al. Interrupting endocrine therapy to attempt pregnancy after breast cancer[J]. N Engl J Med, 2023, 388(18): 1645-1656.

附录

附录 II : RECIST 1.1 标准

[1] EISENHAUER E A, THERASSE P, BOGAERTS J, et al. New response evaluation criteria in solid tumours: revised RECIST guideline (version 1.1)[J]. Eur J Cancer, 2009, 45(2): 228-247.

附录 III : iRECIST 标准

[1] SEYMOUR L, BOGAERTS J, PERRONE A, et al. iRECIST: guidelines for response criteria for use in trials testing immunotherapeutics[J]. Lancet Oncol, 2017, 18(3): e143-e152.

图书在版编目(CIP)数据

中国抗癌协会与中华医学会肿瘤学分会乳腺癌诊治指南与规范：2024 年版精要本/本书编写组编.—上海：复旦大学出版社，2024.1
ISBN 978-7-309-17268-3

Ⅰ.①中…　Ⅱ.①本…　Ⅲ.①乳腺癌-诊疗　Ⅳ.①R737.9

中国国家版本馆 CIP 数据核字(2024)第 003498 号

中国抗癌协会与中华医学会肿瘤学分会乳腺癌诊治指南与规范(2024 年版精要本)
本书编写组　编
责任编辑/王　瀛　江黎涵　张　怡
复旦大学出版社有限公司出版发行
上海市国权路 579 号　邮编：200433
网址：fupnet@fudanpress.com　http://www.fudanpress.com
门市零售：86-21-65102580　　团体订购：86-21-65104505
出版部电话：86-21-65642845
上海丽佳制版印刷有限公司

开本 787 毫米×960 毫米　1/32　印张 7.875　字数 218 千字
2024 年 1 月第 1 版
2024 年 1 月第 1 版第 1 次印刷

ISBN 978-7-309-17268-3/R·2073
定价：68.00 元

如有印装质量问题,请向复旦大学出版社有限公司出版部调换。
版权所有　　侵权必究